Wünsch Dich schlank – Mit positiven Gedanken zur Traumfigur

Dr. Angela Fetzner

„Der Geist muss leer sein, um klar zu sehen.“

(Jiddu Krishnamurti, 1895-1986, indischer Philosoph, Autor)

Inhaltsverzeichnis

Vorwort

Abnehmen beginnt im Kopf, und zwar in bestimmten Regionen des Gehirns. Denn dort entscheidet sich, ob wir der Tafel Schokolade widerstehen oder eben nicht. Deshalb kann, wer die Mechanismen im Gehirn kennt, diesen gezielt gegensteuern und neue Ernährungsgewohnheiten in sein Gehirn übernehmen. Das Gehirn wird gleichsam neu programmiert. In diesem Buch lernen Sie die beeindruckende Macht der Gedanken kennen – die Gedanken manipulieren uns, aber gleichzeitig können wir diese auch nach unseren Regeln spielen lassen. Nicht umsonst heißt es, dass wir das Produkt unserer Gedanken sind. So können wir eingefahrenes Gedankengut zu unserem Vorteil und zu unserem Gunsten verändern. Aus einer alten, schädlichen Routine entsteht eine neue, genussvolle Routine. Frust wird in Lust umgewandelt – von da an ist der Weg zur Traumfigur greifbar nahe.

Die Autorin berät und informiert als promovierte Apothekerin seit zwei Jahrzehnten viele übergewichtige Kunden und begleitet Diäten und Ernährungsumstellungen.
Dabei hat sie festgestellt, dass die meisten Diäten blind und ohne echtes Bewusstsein für die Nöte und das Leid der Betroffenen sind, Empfehlungen werden oft leichtfertig ausgesprochen und Diäten konzipiert, die keiner wissenschaftlichen Prüfung standhalten und im besten Fall wirkungslos sind.
Nicht selten sind viele Konzepte auch lediglich mehr oder minder versteckte Verkaufsstrategien von Autoren oder Pharmafirmen, die mittels scheinbar seriös klingender Ratgeber ihre Produkte an die Frau/ den Mann bringen wollen.

Als unabhängige Autorin und Apothekerin fühlt sich die Verfasserin dieses Buchs dagegen nur der Gesundheit und dem Wohl der Menschen verpflichtet.

Prolog

Sehr viele Abnehmwillige scheitern in ihrem Vorhaben nicht etwa nur an zu reichlichem Essen, sondern auch oder gerade an eingefleischten Verhaltensweisen und Denkmustern, die sich im Laufe der Zeit ganz unbemerkt ins Leben eingeschlichen haben und die sich teilweise so stark verselbständigt haben, dass man diese oft gar nicht mehr bemerkt. Übergewicht ist in vielen Fällen das Ergebnis von vielen Faktoren – man darf nicht nur die Ernährung infrage stellen, sondern auch die eigenen Lebensgewohnheiten sollten auf den Prüfstand gestellt werden. In diesem Buch geht es vor allem um falsche Gewohnheiten und Denkmuster, sowie um Stress und seelische Hintergründe als Ursache von Übergewicht – der Ratgeber zeigt Ihnen, wie Sie die ausgetretenen Pfade der täglichen Gewohnheiten verlassen und neue Wege beschreiten. Weiter finden Sie in diesem Ratgeber viele praktische Tipps zu Entspannungstechniken, Ernährung und Bewegung.

Viel Erfolg beim praktischen Umsetzen der Tipps wünscht Ihnen Ihre Apothekerin Dr. Angela Fetzner

Hinweis

Bezüglich der im Folgenden gemachten Ausführungen darf der Leser darauf vertrauen, dass die Autorin große Sorgfalt darauf verwendet hat, dass die Angaben in diesem Buch dem neuesten Stand der Wissenschaft entsprechen. Nichtsdestotrotz kann die Autorin für die gemachten Angaben und Empfehlungen keinerlei Verantwortung und Gewähr übernehmen. Die Durchführung der in diesem Buch empfohlenen Anwendungen erfolgt auf eigene Gefahr des Benutzers. Die Autorin übernimmt keine Haftung für Personen-, Sach- und Vermögensschäden aufgrund der Anwendung der hier erteilten Ratschläge.

Was läuft eigentlich falsch in unserer heutigen Zeit?

Immer mehr Dicke - wohin das Auge auch blickt - obwohl ständig neue Diäten gleichsam Orkanwellen auf den Markt preschen und wir fast täglich von angeblich neuen wissenschaftlichen Erkenntnissen überrascht werden. Mediziner schlagen Alarm angesichts wachsender Heerscharen von Übergewichtigen, gleichzeitig wittern unzählige selbst ernannte Fachleute Morgenluft und reiben sich schon die Hände. Jedes Jahr wird eine neue sensationelle Diät beworben, die freilich nicht hält, was sie verspricht – und deshalb als Eintagsfliege endet, sobald die nächste Diät aus dem Hinterhalt tritt. Allen diesen „Wunderdiäten" ist gemein, dass ihre Erfinder sie als die ganz neue Revolution anpreisen. Sie werden als einzigartig und einmalig in den Himmel gehoben, alle bisherigen Diäten werden verteufelt und kleingeredet. Der Zauber ist jedoch bald verpufft und währt nur so lange, bis die neue Diät sich wieder mal als nutzlose Mogelpackung entpuppt.

Was zahlreiche Ratgeber zum Thema Abnehmen betrifft, sieht die Situation nicht viel besser aus. Viele Fachleute und noch mehr, die sich als solche ausgeben, behaupten, den Stein der Weisen gefunden und das Geheimnis des Übergewichts gelüftet zu haben. Und natürlich sollen Sie in diese einmaligen und wunderbaren Geheimnisse eingeweiht werden, die in diesen Büchern angeblich aus der Taufe gehoben werden. Diese neuen Heilsbringer können gar nicht laut genau schreien, um sich Gehör zu verschaffen und erst das Vertrauen der Abnehmwilligen zu gewinnen und dann deren Geld zu kassieren. Allenthalten ist von ganz simplen Diäten die Rede. Man darf so viel essen, wie man will und nimmt trotzdem spielend leicht ab. Am besten ist die Diät schon nach 7 Tagen abgehakt und ganz easy hat man in dieser Zeit seinen Traumbody erschaffen. Ganz nebenbei, mitunter sogar im Schlaf.

Essen als Trost und Belohnung

Schon das Kleinkind lernt es. Ist es brav und folgsam, gibt es als Belohnung ein leckeres Eis oder anderes schönes Naschwerk. Fällt das Kind dagegen hin oder liegt gar krank im Bett, fungieren Gummibärchen oder Lutscher als „Trostpflaster". Ist das Kind traurig, trocknet Schokolade die Tränen und zaubert wieder ein entzückendes Lächeln aufs Gesicht. Ruhig stellen, schwierige Situationen erleichtern, trösten, belohnen – all das vermögen die süßen Naschereien und haben sich von daher als „Allheilmittel" bewährt. Mit Beginn des Schulalters setzt sich die süße Verführung fort. Bereits am ersten Schultag ist die gigantische Schultüte randvoll gepackt, und zwar vorwiegend mit Süßigkeiten, welche das Kind freudestrahlend und voller Stolz auspackt. Später dann, bei guten Noten, erfreulichen Zeugnissen und fleißigem Erfolg in der Schule, stehen zur Belohnung wieder Leckereien an vorderster Front.

Wen wundert es da noch, dass sich dieses erlernte Verhalten auch im Erwachsenenalter fortsetzt? Schließlich ist der Mensch ein Gewohnheitstier, das gerne an erlernten Mustern festhält. Hat man beispielsweise etwas geleistet, einen anstrengenden Tag hinter sich gebracht oder eine schwere Prüfung gemeistert, möchte man sich eben gerne etwas gönnen. Und so genehmigt man sich nur allzu oft eine Schachtel Pralinen, eine Tafel Schokolade oder auch ein Gläschen Schampus – man hat's sich ja schließlich verdient. Wohlbehagen und Glücksgefühle entstehen, jedenfalls für kurze Zeit. Und liegt man als Erwachsener krank im Bett, bleiben immerhin noch die kulinarischen Genüsse, die einem keiner verwehren kann.

Die leckere Eiscreme, die schließlich auch gegen die Halsschmerzen wirksam ist oder das saftige Steak, das einem wieder zu Kräften verhelfen soll. Nicht zu vergessen Salzstangen und Cola, die auch gegen Durchfall helfen. Und fühlt man sich traurig, wie einst als Kind, spendet Schokolade süßen Trost und umgibt uns wie einen Mantel der Geborgenheit. So hat es letztlich das Unterbewusstsein gelernt und dieser Speicher wird bei Bedarf abgerufen.

Essen als Form der Stressbewältigung

Essen „kann aber noch viel mehr". So dient es nicht nur als gängiges Instrumentarium bei Freude, positiven Gefühlen, als Belohnung oder aber als Trostspender. Auch bei negativen Gefühlen verspricht Essen – insbesondere der Verzehr von Süßigkeiten – uns wie ein Rettungsanker zu Hilfe zu eilen. Die Palette der negativen Emotionen ist denn auch ellenlang: Ärger, Wut, Frustration, Zorn – wie oft bemüht man sich verzweifelt, sich vom Würgegriff dieser widrigen Gefühle zu befreien und ist bestrebt, sich mittels Nahrungsaufnahme abzureagieren und sich so auf scheinbar einfache Weise des Ärgers und der Frustration zu entledigen. Bei Stress und Aufregung sieht die Situation nicht anders aus. Nicht umsonst spricht man auch von der berüchtigten Nervennahrung. Mittels Schokolade wünscht man sich Nerven wie Drahtseile zu verschaffen – warum sonst schaufelt man bspw. vor Prüfungen und schwierigen Aufgaben kiloweise Kuchen in sich rein. Man kompensiert schwierige Situationen mittels Nahrungsaufnahme - oder besser gesagt, man versucht, diese zu kompensieren. Zu vergessen sind auch nicht Langeweile, Desinteresse und das Gefühl der inneren Leere, das gerade in der heutigen Zeit immer mehr überhandnimmt. Trotz zahlreicher Zerstreuung und einer Fülle von Unterhaltungsmöglichkeiten rund um die Uhr fühlen sehr viele Menschen eine tiefe Sinnlosigkeit in ihrem Leben und sie fallen zeitweise in ein dunkles Loch. Um diese emotionale Leere zu füllen, dient nicht selten sinnloses Futtern als Zeitvertreib und Ersatzbefriedigung anstelle von wirklichem Erleben. Letztlich ist noch der Kummerspeck zu erwähnen, den man sich aus Trauer, Frust und nach seelischen Verletzungen anfrisst - gleichsam einem Panzer und als Rüstzeug, mittels dessen man gegen zukünftige Verletzungen gewappnet ist. In allen Fällen ist es freilich ein fataler Trugschluss, Essen als Sorgenbremse und als Beruhigungsmittel heranzuziehen.

Essen als Spiegelbild unserer Psyche

Was und wie viel wir essen, kann viel über unsere Psyche und unsere Emotionen verraten. So ist Essen stets mit Emotionen verbunden, bspw. essen wir aus Frust oder, um uns zu belohnen. Essen und Trinken sind häufig mit intensiven Gefühlen verknüpft: Gedanken an Gesellschaft, Feierlichkeiten und Geselligkeit können aufkommen. Essen kann auch schöne Erinnerungen wecken. Weiter kann Essen als Ausgleich für einen stressigen Arbeitsalltag dienen, ferner als Belohnung oder Seelentröster. Für wütende, einsame oder verzweifelte Menschen kann Essen ein Ventil zum Ablassen von Frustrationen sein. Essen stellt hier also die Konsequenz aus Emotionen verschiedener Art dar, die psychischen Ursachen liegen im Unterbewusstsein. In diesen Fällen haben wir scheinbar die Kontrolle über unser Essverhalten verloren, wir essen, was wir emotional benötigen. Anders ausgedrückt: Wenn die Seele hungert, isst der Mensch. Auf diese Weise soll der Seele die Nahrung geboten werden, die sie braucht – was in Wahrheit natürlich ein fataler Trugschluss ist. Während die Seele nach Liebe, Zweisamkeit und Frieden dürstet, versucht der Körper, die emotionalen Löcher durch Nahrung zu stopfen. Emotionen, Gewohnheiten und Handlungen sind hier in einer unheilvollen Allianz miteinander verknüpft. Dass Diäten, die hier ansetzen, von Vorneherein zum Scheitern verurteilt sind, dürfte klar auf der Hand liegen. Vielmehr schleichen sich die Kilos heimlich und leise an – wann es letztendlich zum Übergewicht gekommen ist, darüber hat man indes meist den Überblick verloren. Weiter dient Essen gerade in der westlichen Welt nicht selten als Ersatzbefriedigung. Emotionen, die nicht ausreichend befriedigt werden, müssen anderweitig gestillt werden. Trotz zahlreicher Zerstreuung und einer Fülle von Unterhaltungsmöglichkeiten rund um die Uhr fühlen sehr viele Menschen eine tiefe Sinnlosigkeit in ihrem Leben und fallen zeitweise in ein dunkles Loch. Um diese emotionale Leere zu füllen, dient nicht selten sinnloses

Futtern als Zeitvertreib und Ersatzbefriedigung anstelle von wirklichem Erleben. Oft mangelt es an Gefühlen des Glücks, der Dankbarkeit und der Freude. Das Leben wird nicht mehr als erfüllend angesehen, stattdessen herrschen Gefühle der Einsamkeit und Freudlosigkeit vor. Der Mensch ist häufig nicht mehr wie früher in feste Familienstrukturen eingebunden, was nicht selten zur sozialer Isolation führt. Der Mensch sieht häufig keinen festen Platz für sich in seinem Leben, hat zudem den Bezug zu sich verloren. Ersatzbefriedigungen aller Art sollen daher Glücksgefühle schenken und von der oft empfundenen inneren Leere ablenken. Essen, Sex, Shoppen, Glücksspiel, Alkohol, Arbeit, Sport – das alles kann dazu dienen, kurzfristig Lustgefühle, Freude und Abwechslung zu schenken. In diesen Fällen wird unser Essverhalten also durch Triebe und Impulse gesteuert, die sich der bewussten Kontrolle vollkommen entziehen.

Umdenken – Essen nicht mehr als Trost und Belohnung sehen

Niemand will Ihnen nun Süßigkeiten oder leckeres Naschwerk madig machen. Aber sind diese der richtige Weg, um Probleme zu lösen oder Sorgen aus der Welt zu schaffen? Grundsätzlich ist Essen und das Stillen von Hunger ein elementares Bedürfnis des Menschen – in Folge wird nach Aufnahme von Nahrung das Lustzentrum des Gehirns aktiviert. Das Befriedigen des Appetits löst eine tiefe Zufriedenheit aus, der gute Geschmack des Essens führt zu intensiven Glücksgefühlen - mit der Nahrung verleibt man dem Körper somit auch eine gehörige Portion Wohlbefinden ein. Durch das Verspeisen von Nahrung wird also das Belohnungssystem unseres Gehirns aktiviert – ohne dieses Belohnungssystem würde der Mensch so gut wie gar nichts machen, weil ihm der nötige Antrieb dazu fehlte – weshalb man auch dazu angespornt wird, bestimmte Dinge, hier also das Essen, zu wiederholen. Prinzipiell ist das Belohnungssystem unseres

Gehirns eine positive Einrichtung: Denn regelmäßige Nahrungsaufnahme ist überlebenswichtig, echter Hunger von daher auch essentiell und ein wichtiges Warnsignal unseres Körpers. Allerdings dient Essen in der heutigen Zeit nicht mehr nur dem Überleben, sondern wird auch aus anderen Gründen und meist im Übermaß genossen – in diesem Fall stellt Essen aber nur einen kurzfristigen „Erfolg" dar – es handelt sich leider bloß um einen flüchtigen Genuss, dem oft eine lange Reue folgt. Nach dem Sekundenglück der Gaumenfreude fällt man in das sprichwörtlich tiefe Loch. Was also tun? Das Vorderhirn ist in einen starken Lernprozess eingebunden, den zu kippen, keine leichte Aufgabe ist. Immerhin haben wir das Unterbewusstsein als Missetäter für falsches Essverhalten schon enttarnt, jetzt muss dieses nur noch dazu gebracht werden, dass es uns nicht mehr reinlegt und seine Tricks nicht mehr wirken können. Alles, was man tun muss, ist, zu gewährleisten, dass Essen von unseren Gefühlen entkoppelt wird. Oder anders ausgedrückt - Wir müssen lernen, mit unseren Gefühlen anders umzugehen als nur zu essen und uns gleichzeitig neue Strategien zu eigen machen. Seelischer Hunger – der Wunsch nach Geborgenheit, Liebe und Nähe - lässt sich nun mal nicht dauerhaft mit Nahrung stillen. Zunächst müssen wir uns dieser Tatsache aber überhaupt erst bewusst werden. Als Folgerung daraus sollten wir uns der ganzen Palette unserer Gefühle gewahr werden - anstelle diese zu unterdrücken oder mit Essen zu betäuben. Häufig erleben wir eine Art Blockade unserer Gefühle. Wir sind nicht mehr in Kontakt mit diesen und entfremden uns selbst deshalb immer mehr. Wer Gefühle nicht mehr zulässt, stumpft mit der Zeit ab - auch Gefühle wie Trauer, Angst und Ärger gehören zum Menschsein dazu und haben ihre Berechtigung. Wir müssen also wieder lernen, auf unsere Gefühle zu hören und uns diesen zu stellen. Gleichzeitig sollten wir herausfinden, ob und was uns wirklich fehlt – und das ist mit Sicherheit nicht unzureichende Nahrungsaufnahme. Derweil sind in der heutigen Zeit aber Traurigkeit, Ängste und Zweifel out - schließlich muss man immer happy und gut drauf sein. Man ist gehalten, unaufhörlich das Grinsemännchen zu spielen und mit einem Dauerstrahlen auf dem Gesicht durch die Gegend zu rennen – auch wenn es einem manchmal ganz anders zumute ist. Gefühle wie Angst und Trauer sind schließlich nur bei loosern anzutreffen – und widersprechen dem Zeitgeist. Miesepeter und Griesgrämer verderben die Stimmung, sie passen auf keine Party und können gleich zuhause bleiben. In Wirklichkeit ist dem aber natürlich nicht so, stark ist nur, wer auch Ängste und Trauer in sein Leben lässt. Alle Gefühlsebenen zu erleben, ist schließlich integraler Bestandteil des Lebens. Glück und Freude gehören genauso zum Leben wie Trauer und Kummer. Die im Laufe der Zeit erlernten, falschen Verhaltensmuster müssen also abgestreift und durch neue, zweckmäßige Methoden ersetzt werden. Der Mensch hat viele seiner Verhaltensweisen erlernt – genauso gut kann er aber wieder umlernen und neu lernen. Dazu bedarf es wirksamer Strategien, bspw. auf welche Weise man wahren Trost findet, sich beruhigt, abreagiert oder auch Langeweile vertreibt. So ist beispielsweise Sport ideal, um Frust, Wut und Ärger abzubauen. Oft hilft es schon, eine Runde um den Block zu laufen, um überschüssiges Adrenalin abklingen zu lassen. Ist der Ärger erst mal verraucht, sieht man vieles aus einem anderen Blickwinkel. Eine wirksame Methode bei Kummer oder auch gegen aufkeimende Langeweile ist es, sich mit guten Freunden zu treffen oder auch einen Bummel durch die Stadt zu unternehmen. Mit dem gewünschten Erfolg – in unserem Fall, wenn die Pfunde purzeln – verfestigen sich die Strategien und das neue Verhalten. Denn Erfolg ist ein enormer Motivator und eine starke Triebfeder.

Neue Wege entstehen, indem man sie geht

Essen bei zu viel Stress, Süßigkeiten als Trost oder Belohnung – wie wir gesehen haben, scheitern sehr viele Abnehmwillige in ihrem Vorhaben nicht etwa nur an zu reichlichem Essen, sondern auch oder gerade an eingefleischten Verhaltensweisen und Denkmustern, die sich im Laufe der Zeit ganz unbemerkt ins Leben eingeschlichen haben und die sich teilweise so stark verselbständigt haben, dass man dies oft gar nicht mehr bemerkt. Übergewicht ist also hauptsächlich auch ein psychologisches Problem, das aus einem Netz von schlechten Gewohnheiten besteht. Dieses Geflecht von verinnerlichten Verhaltens- und Denkmustern, in dem wir gefangen sind wie Insekten im Eis, muss aufgebrochen werden und neue Wege beschritten werden. Problematisch hierbei ist, dass gerade regelmäßige Essgewohnheiten häufig sehr stark verfestigt sind. Dies soll uns jedoch nicht daran hindern, zu neuen Ufern aufzubrechen.

Ein schönes Zitat von Seneca kann dabei Hilfestellung geben:

Nicht weil es schwer ist, wagen wir es nicht, sondern weil wir es nicht wagen, ist es schwer.

Schöner kann man nicht ausdrücken, dass es nur ein wenig Mut bedarf, den alten Trott und die ausgetretenen Wege zu verlassen und Neues auszuprobieren. Den ersten Schritt haben Sie bereits gemacht. Denn wer an den Spiegel tritt, um sich zu ändern, der hat sich bereits geändert.

Mit gutem Gewissen essen

Ist Ihnen schon einmal aufgefallen, dass Übergewichtige oft heimlich, still und immer mit schlechtem Gewissen essen? Ein permanent schlechtes Gewissen beim Essen kann jedoch tatsächlich zu Übergewicht führen. Dieser Umstand ist durch die Ausschüttung von Stresshormonen, die wiederum zur Einlagerung von Fett führen, leicht erklärbar. Ständig gegen das Verlangen nach Nahrung ankämpfen zu müssen, wirkt deprimierend und traumatisierend. Folge ist lediglich eine umso größere Gier nach dem scheinbar Verbotenen, man verzehrt sich regelrecht nach dem Unerlaubten. Die ständige Auseinandersetzung mit dem Essen führt zu einer oft zwanghaften Fixierung auf die Nahrung, die Gedanken kreisen ständig ums Essen und auf das Zählen von Kalorien und Kohlenhydraten. Aus Angst vor Vorwürfen, abwertenden Bemerkungen oder gar ungeniertem Grinsen ihrer Mitmenschen ziehen sich Übergewichtige oftmals zurück und verlegen ihre Mahlzeiten ins stille Kämmerchen. Und genau dieses heimliche Essen macht dick. Die Schuldgefühle, die einem andere einreden und die man sich selbst macht, führen geradewegs zur nächsten Fressattacke. Scham, Gewissensbisse und sogar Ekel vor sich selbst sind die Konsequenzen, ein Teufelskreis entsteht, als dessen Resultat eine Diät die nächste jagt. Werden Übergewichte auf ihre Heimlichkeiten beim Essen und ihre verstohlenen Fressorgien angesprochen, reagieren sie oft ausgesprochen patzig und aggressiv - oder auch ganz unschuldig. Man ernährt sich doch nur von Joghurt und Obst, diese und andere Schutzbehauptungen bekommt man in solchen Fällen häufig zu Ohren. Tatsächlich sind jedoch überall, in jedem Schrank und in jeder Schublade, enorme Vorräte von Schokolade und anderen Süßigkeiten versteckt - geradewegs wie bei einem Alkoholiker die Schnapsflaschen. Oft habe ich erlebt, dass übergewichtige Kolleginnen in Gegenwart anderer immer diszipliniert und geradewegs wie ein Spatz essen -

nach unbemerkten Momenten ist aber urplötzlich der Papierkorb mit Schokoladenpapier und leeren Keksschachteln gefüllt. Fragt man unauffällig nach, waren es freilich andere, welche die Süßigkeiten gegessen haben. Um Ausreden sind diese Kolleginnen auch selten verlegen, es wird sehr erfinderisch geschwindelt, in einem Fall war es angeblich sogar der Postbote, der seine leere Pralinenschachtel im Mülleimer entsorgt hat. Diesen Teufelskreis zu durchbrechen und wieder ein unverkrampfteres Verhältnis zum Essen zu bekommen, kann man dadurch erreichen, dass man künftig versucht, ausschließlich in Gesellschaft zu essen. Hierdurch wird man automatisch gezwungen, kontrollierter und in der Regel auch weniger zu essen.

Die Schuldgefühle und Selbstvorwürfe, die durch heimliches Essen entstehen, lassen nach, man gewinnt nach und nach einen entspannteren Umgang zum Essen.

Der Genuss darf nicht zu kurz kommen

Betrachtet man die Gäste eines Feinschmeckerlokals, so stellt man fest, dass in solchen Restaurants meist keine Plauzenträger verkehren, sondern eher schlanke und normalgewichtige Personen – obwohl in solchen Lokalen meist unzählige Gänge gereicht werden und die Gäste oft stundenlang bei den Mahlzeiten verweilen. Warum ist das so? Nun, der Grund ist schnell ausgemacht: In solchen Gourmettempeln dinieren Leute, die Spaß am Essen haben und wahre Genießer sind. Es kommt hier nicht darauf an, möglichst große Mengen in sich reinzuschaufeln oder dass man eine Riesenmenge Essen für sein gutes Geld bekommt – das Prinzip ist hier gänzlich ein anderes als bei „All you can eat" Offerten oder riesigen Buffetschlachten, wo häufig Gäste zugegen sind, bei denen man meinen könnte, sie hätten tagelang nichts mehr gegessen. Und geht es nicht ehrlicherweise jedem von uns zumindest gelegentlich so? Erlauben wir uns, im Restaurant in aller Ruhe zu genießen – oder sind wir nicht eher besorgt, dass der Nebenmann am Buffet uns die besten Häppchen wegschnappt – oder dass wir nicht jede Sorte Dessert zum Probieren bekommen? Unfreiwillig wird man bei solch Szenarien an den Futterneid unter Tieren erinnert oder aber man fühlt sich in die Jäger- und Sammlerzeiten zurück versetzt, wo jeder für schlechtere Zeiten vorsorgen musste. Oft spielt in solchen Fällen die Quantität und Menge der Nahrung die entscheidende Rolle, Qualität und Exklusivität dagegen nur eine untergeordnete Rolle. Dies entspricht genau der allgegenwärtigen Ich-will-alles-haben und der Geiz-ist-Geil-Mentalität. Dass man sich selbst aber keinen guten Dienst erweist, wenn man beim Essen auf große Mengen schielt, braucht an dieser Stelle nicht extra betont zu werden. Deshalb heißt die künftige Parole, dass man Wohlfühlen und Genießen an die Stelle von reinen Konsumgedanken setzt. Essen sollte stets lustvoll und sinnlich sein –

sinnlich bedeutet in diesem Zusammenhang mit allen Sinnen wie Sehen, Riechen und Schmecken wahrnehmen und genießen. Selbstredend ist, dass man zum Genießen ungeteilte Aufmerksamkeit benötigt. Man sollte allen Mahlzeiten ausreichend Wertschätzung schenken, sich Zeit nehmen und sich ganz aufs Essen konzentrieren. Wer beim morgendlichen Blick in die Zeitung schnell noch Buletten verschlingt, kann sich sicher nicht an seiner Morgenmahlzeit erfreuen und muss eine natürliche Einstellung zum Essen erst noch erlernen.

Auf Körpersignale hören

Die meisten von uns haben es verlernt, auf Signale ihres Körpers zu hören oder aber diese richtig zu deuten. Dies gilt für viele Bereiche unseres Lebens: Müdigkeit muss mittels Kaffee oder Kokain bekämpft werden, Emotionen dürfen nicht ausgelebt werden, Trauer nicht zugelassen werden. Trübsinn und Kummer passen nicht zum modernen Lifestyle, sie werden derweil in Champagner ertränkt oder mit Drogen betäubt. Auch Schmerzen und andere körperliche Warnsignale sind nicht gerade gerne gesehen und werden mittels Medikamenten unterdrückt. Wer zu viele Emotionen oder zu viele Gebrechen zeigt, gilt als schwach. Schmerzen und Krankheit passen nicht in eine Zeit, welche die Jugend heroisiert – der Mensch ist vielmehr eine Maschine, die stets funktionieren muss. Das Leben als endlose Party, ein Feiern ohne Innehalten. Spaß gilt als Lebensmaxime, Pflicht dagegen als Last. Denn nicht Pflicht ist Freude – sondern Freude ist Pflicht. Ein Innehalten gibt es auch beim Essen nicht mehr.

Man schlingt die Nahrung regelrecht herunter, hastig und voller Hektik. Die Sprache und die Signale unseres Körpers werden nicht mehr gehört oder auch geflissentlich überhört. Oftmals empfinden wir auch kein natürliches Hunger- und Sättigungsgefühl mehr. Statt auf die Zeichen des Körpers zu hören und diesen Glauben zu schenken, kontrolliert man sich und sein Essverhalten durch Tabellen, Kalorienwerte und Gewichtsmengen. Aber gerade auch das rigide Verlassen auf Kalorienangaben verhindert wiederum ein natürliches Hunger- und Sättigungsgefühl. Deshalb sollten wir wieder lernen, mit unserem Körper und nicht gegen diesen zu arbeiten – und dessen Sprache und Zeichen wieder zu spüren, zu verstehen und schließlich auf diese zu hören. Würden wir mehr dieser Sprache vertrauen, benötigten wir viel weniger Kalorientabellen – und auch keinerlei Low Carb- oder Steinzeitdiäten.

Widersetzen Sie sich Zeiträubern

Rechnen Sie doch mal zusammen, wie viele Stunden Sie täglich vor dem Internet oder vor dem Fernseher verbringen. Sie werden in der Tat erschrocken sein, wie viel Zeit Sie tagtäglich vor Internet und Flimmerkasten vergeuden. Da wird das Internet nach Klamotten, Schuhen, Büchern und anderen Schnäppchen durchforstet. Man liest von irgendwelchen Skandalen und Sensationen oder schmökert seichte Storys über X-beliebige C-Promis in Online-Boulevardzeitungen. Man chattet bei Twitter oder hält Plauderstündchen bei facebook ab – die virtuelle Welt ist für viele von uns Teil der realen Welt geworden - oder aber auch eine Ersatzwelt. Eines der Probleme dieser Entwicklung ist, dass wir Stunde um Stunde wertvolle Zeit im Internet verjubeln – Zeit, in der wir Spaziergänge in der Natur unternehmen könnten, Runden im Schwimmbad drehen oder gymnastische Übungen turnen könnten. Nicht viel besser sieht es mit dem

Fernsehprogramm aus. Tagtäglich locken uns Tatort, Quizsendungen und Serien aller Art vor die Mattscheibe – auf die meisten von uns übt der Fernsehapparat eine magische Wirkung aus, derer wir uns nicht entziehen können. So tragen Fernsehen und Internet in nicht unerheblichem Maße zum Übergewicht vieler Menschen bei, träges Lümmeln vor dem Fernsehapparat oder Chatten im Internet verbraucht schließlich kaum Kalorien. Dazu kommt noch, dass man beim Zeitvertreib vor dem Fernseher oder im Internet oft ganz beiläufig riesige Mengen Chips, Schokolade oder Kekse in sich reinstopft. Somit zählen Fernsehen und Internet nicht zu Unrecht zu den ganz gefährlichen, aber oft unterschätzten Dickmachern. Dann hätten wir noch das Telefon. Wie oft telefonieren wir stundenlang mit Freundinnen und Freunden, bis die Leitung glüht - und dreschen indes häufig nur irgendwelche sinnlose Phrasen. Seit Telefonieren spottbillig geworden ist und man zu Centpreisen an der Strippe hängen kann, telefoniert man häufig nur um des Telefonierens willen oder auch aus purer Langeweile. Wer vom Telefon, Fernsehen und Internet jedoch nicht die Finger lassen kann, sollte diesen Zeiträubern ein gewaltiges Schnäppchen schlagen. Wie kann das aussehen? Ganz einfach: Führen Sie demnächst Ihre Telefongespräche beim Walken oder schauen Sie beim Laufen auf dem Heimtrainer fern. Auf diese Weise können Sie Ihren Hobbies frönen und gleichzeitig etwas für Ihre Gesundheit tun. Also clever sein und gleichzeitig zwei Fliegen mit einer Klappe schlagen. Letztlich haben wir noch emsige Zeiträuber in Form von nervigen Zeitgenossen. Diese Personen haben ein Problem damit, sich mit sich selbst zu beschäftigen, aus diesem Grund machen sie sich einen Sport daraus, ihren Mitmenschen auf die Nerven zu gehen. Mal halten sie uns mit ewigen Erzählungen und Schwänken aus ihrem Leben auf, teils inkommodieren sie uns mit Geschichten, die schon jahrzehntelang zurück liegen. Andere Nervensägen langweilen uns mit endlosen Krankheitsgeschichten, führen

Monologe über die Chronologie ihrer Leiden und deren Behandlung. Nein, danke! Keiner von uns fühlt sich wohl in der Rolle des Freizeitpsychologen und des schweigsamen Zuhörers von Dingen, die man gar nicht wissen will. Machen Sie in Zukunft also einen großen Bogen um solche Zeiträuber und Quälgeister – falls das nichts nützt, ist es Zeit für ein paar deutliche Worte.

Verbannen Sie Leute und Dinge, über die Sie sich ärgern, aus Ihrem Leben

Ärgern Sie sich häufig über bestimmte Leute in Ihrem Umfeld? Haben Sie die Nase voll von Ihrem Auto, weil es jeden Morgen nicht anspringt? Ja, sicher, werden Sie vielleicht sagen, solche Personen kennt doch jeder und wer von uns wüsste nicht um den täglichen Wahnsinn. Was hat das aber alles mit meinem Gewicht zu tun? Die Crux an unleidlichen Personen und nicht funktionierenden Geräten ist, dass diese tagtäglich unseren Stresshormonspiegel in exorbitante Höhen schnellen lassen. Folge davon ist – das haben wir bereits gelesen – dass genau diese Hormone die Fetteinlagerung fördern – und das ist eine Ursache vom Übergewicht, ohne dass wir überhaupt irgendetwas gegessen haben. Ein Ausweg aus diesem Dilemma ist es, einfach kurzen Prozess mit solchen Personen oder Dingen zu machen. Es gibt leider viel zu viele Leute in unserem Umfeld, über die wir uns nur schwarz ärgern: Es handelt sich um Intriganten, Neider, Heuchler, Lästerer, schadenfrohe Personen – von solchen Menschen haben Sie rein gar nichts Gutes zu erwarten, es geht sogar eine nicht unerhebliche negative Energie von diesen Personen aus. Auch wenn Sie diese Leute schon seit Jahrzehnten kennen und nur noch der Bund der gemeinsamen Vergangenheit oder der Gewohnheit zusammenhält, sollten Sie kurzen Prozess machen und solche Menschen ein für alle Mal aus Ihrem Leben verbannen. Seien Sie nicht mehr zu faulen Kompromissen bereit. Je älter man wird, desto weniger Zeit und Nerven hat man zu verschenken, also sorgen Sie für klare Verhältnisse. Das Gleiche gilt für Dinge oder Situationen, welche mit viel Ärger behaftet sind. Wir haben schon das Auto erwähnt, das jeden Morgen murrt. Weitere Beispiele gibt es zur Genüge. Etwa die Kaffeemaschine, deren Dienste jeden Tag zu versagen drohen. Oder auch nur der Wollpullover, der so kratzig ist, dass man ihn nur mit Widerwillen anzieht. Die Hose, die nicht mehr zugeht und die man deshalb offen trägt, unter dem langen Pullover. Die

Schuhe, nach deren Tragen man regelmäßig Blasen an den Füßen hat, die aber sündhaft teuer waren. Das Geschirr mit dem Goldrand, das man nur mit der Hand waschen kann. Die Liste ließe sich beliebig fortsetzen. Es gibt Tage, in denen wirklich der Wurm zu stecken scheint, und nichts glatt läuft und nicht mal die einfachsten Dinge funktionieren. Und genau an solchen Tagen liegen freilich permanent die Nerven blank. Deshalb gilt: Dinge, über die man sich jeden Tag ärgert und die man mit vertretbaren Aufwand abschaffen kann, sollte man kurzerhand aus der Welt schaffen. Und schon hat man etwas mehr Lebensqualität für sich geschaffen und gleichzeitig etwas weniger Stress.

Fürchten Sie sich nicht vor kleinen Schritten

Fürchte dich nicht vor dem langsamen Vorwärtsgehen. Fürchte dich nur vor dem Stehenbleiben - so lautet ein weises chinesisches Sprichwort. Und genau diese Erkenntnis hilft uns auch beim Abnehmen weiter. Wie wir gelesen haben, ist der Mensch ein Gewohnheitstier, weshalb Veränderungen nur gemächlich, niemals schlagartig mit der Hauruck-Methode vonstattengehen sollten. Gerade radikale Umstellungen der Essensgepflogenheiten führen nicht nur zum gefürchteten Jojo-Effekt – sie deprimieren und frustrieren auch, und führen zwangsläufig zur vorzeitigen Aufgabe. Auch Alles-oder-nichts-Strategien sollten kurzerhand über Bord geworfen werden – wer sich schweren Herzens jeder Leckerei entsagt, wird auf kurz oder lang einen Rückfall erleiden, der Heißhunger gewinnt Oberhand und verführt uns zu hemmungslosen Fressorgien. Man hat herausgefunden, dass blinder Aktionismus und zu viel Anstrengung einer Sache eher schaden als nützen. Von daher sollte man auch die Gewichtsabnahme in aller Ruhe und Gelassenheit angehen. Der Weg ist das Ziel, sollte hier das Mantra sein, Rom ist schließlich auch nicht in einem Tag erbaut worden. Also lieber den Weg der kleinen Schritte gehen - kleine Schritte sind bekanntlich besser als keine. Sich zu viel vorzunehmen, stresst zudem, und Stress ist für das Abnehmen alles andere als zuträglich. Sicherlich kann man in kurzer Zeit viel Gewicht abnehmen. Man kann fasten und dabei Sport bis zum Umfallen treiben. Das ist jedoch der steile und felsige Weg, der zudem selten erfolgreich ist. Die harte Tour stellt eine enorme Belastung für den Körper dar, weshalb sie so ungesund ist und fast immer zur Gegenwehr des Körpers und des Geistes führt. Deshalb halten diesen Weg nur die wenigsten Menschen durch - daher sollten Sie ihn auch nicht gehen. Es gibt bequemere Wege, die mit einem eher leichten Anstieg zu vergleichen sind. Diese Variante kann man auch dauerhaft durchhalten. Deshalb lassen Sie sich Zeit und gehen Sie Ihren Weg in aller Gelassenheit. Warum sollten Sie schnell abnehmen? Es nützt nichts, sich durch radikale und einseitige Ernährungsumstellungen unter Druck zu setzen, denn zu schnelle und schlagartige Veränderungen der Ernährungsgewohnheiten wirken sich eher kontraproduktiv aus. Wir sind im Leben doch ohnehin schon genug Anforderungen ausgesetzt. Fügen wir dem nicht noch mehr Belastungen und Stress hinzu als unbedingt nötig. Veränderungen jeglicher Art brauchen ihre Zeit. Es reicht also aus, sich ganz langsam dem Ziel zu nähern. Wichtig ist, auf den richtigen Weg zu kommen und diesen dann auch entschlossen zu gehen. Das Tempo ist nicht entscheidend, sondern die Richtung. Nehmen Sie sich nicht zu viel vor. In der Ruhe liegt schließlich die Kraft.

Die Macht der Gedanken

In diesem Kapitel lernen Sie die beeindruckende Macht der Gedanken kennen – die Gedanken manipulieren uns, aber gleichzeitig können wir diese auch nach unseren Regeln spielen lassen. Nicht umsonst heißt es, dass wir das Produkt unserer Gedanken sind. So können wir eingefahrenes Gedankengut ohne Weiteres zu unserem Vorteil und zu unserem Gunsten verändern. Aus einer alten, schädlichen Routine entsteht eine neue, genussvolle Routine. Frust wird in Lust umgewandelt – von da an ist der Weg zur Traumfigur greifbar nahe. Gedanken haben eine ungeheure Kraft und sind omnipräsent. Wann kommt es schließlich einmal vor, dass man an überhaupt nichts denkt? Das Gedankenkarussell ist stets in Bewegung, die Gedanken kreisen unentwegt. Gedanken, die wie Sturmwellen ewig tosen und toben, lassen uns kaum zur Ruhe kommen. Wie unglaublich entspannend und heilsam – ja auch heilsam – kann es dagegen sein, mal an gar nichts zu denken, ruhig zu werden, den

Geist zu leeren. Das kann z. B. beim Versenken in eine Meditation passieren, beim Vertiefen in Yogaübungen oder auch beim konzentrierten Spiel. Die Gedanken können auch frei werden beim Gefühl des Eins-sein mit der Natur, etwa auf dem Gipfel eines Bergs oder beim Betrachten eines Sonnenuntergangs. Diese gedanken-lose Momente sind zutiefst entspannend und wohltuend. Welche Macht dagegen gerade unangenehme Gedanken haben, weiß jeder, der nachts schon einmal vor Sorgen wach gelegen ist – sei es aus Furcht wegen einer unsicheren Zukunft, sei es aus Angst um schwer kranke Angehörige. Ohne es zu wollen, verheddern wir uns in einer endlosen Grübel-Schleife. Im Allgemeinen bestimmt der Alltag unser Leben, eingefleischte Gewohnheiten sind der Schlüssel dazu. Das hat durchaus Vorteile. Denn bei regelmäßigen Tätigkeiten und Handlungen braucht man nicht mehr nachzudenken, diese laufen gleichsam automatisiert ab. Die Gewohnheiten führen sozusagen ein Eigenleben. Den Vorteilen dieser automatisierten Handlungen stehen natürlich auch gravierende Nachteile gegenüber: Immer dann bspw., wenn der Gang zum Konditor nach der Arbeit zur Gewohnheit geworden ist. Oder wenn beim Fernsehabend stets Chips und Salzbrezel gereicht werden. Weiter, wenn jeden Abend vor dem Zubettgehen das Bier aus dem Kühlschrank geholt wird. Die Liste dieser unliebsamen Angewohnheiten ließe sich beliebig fortsetzen. Natürlich sind wir uns der Macht solcher automatisierter Handlungen meist gar nicht mehr bewusst, weil diese tief im Unterbewusstsein abgespeichert sind. Das Unterbewusstsein kann man mit einem riesigen Speicher vergleichen, in dem alle Arten von Gewohnheiten, Emotionen und Erlebnisse gelagert sind. Da wir uns dessen gar nicht gewahr oder bewusst sind, sind wir ungewollt Opfer unserer Gewohnheiten – das Wort Opfer bezieht sich freilich nur auf schlechte Gewohnheiten. Deshalb gilt es, den Auslöser und die entsprechende Belohnung nicht mehr miteinander zu koppeln, sondern voneinander zu trennen. Für unser konkretes Beispiel bedeutet das etwa, dass beim Fernsehabend eben nicht mehr automatisch Chips gereicht werden – sondern als Alternative bspw. Obstsalat oder Apfelringe. Anders ausgedrückt: Wir müssen wieder Verantwortung für unser Unterbewusstsein entwickeln - so paradox sich das auch anhören mag. Denn das Unterbewusstsein darf man nicht als Feind betrachten, sondern als Verbündeten für die Durchsetzung der eigenen Pläne. So müssen wir die Kontrolle über unser Unterbewusstsein gewinnen und dieses zur Umprogrammierung anspornen. Die alten negativen Gedanken können so gelöscht werden und durch neue positive Glaubenssätze ersetzt werden. Statt positiv zu denken, sabotieren wir uns oft selbst und lassen negative Gedanken zu und diese sogar die Oberhand gewinnen. Wir haben jedoch die Wahl, wir können frei Entscheidungen treffen, was uns vom Tier unterscheidet. So können wir unsere Gedanken zu unserem Vorteil und Gunsten verändern. Denn unsere Gedanken formen unser Gehirn – die

Daten in unserem Gehirn sind formbar, sie sind keine unveränderbare Konstante. Die Gedanken formen also unser Gehirn – und unser Gehirn formt wiederum unseren Körper. Um also unseren Traumkörper zu formen und zu verwirklichen, müssen wir die bestehenden Grenzen in unseren Gedanken sprengen. Freilich kann der Pessimist, der sich mit seinem Übergewicht abgefunden hat, nicht von heute auf morgen zum jubelnden Optimisten werden. Jeder Mensch kann aber lernen, loszulassen – insbesondere von alten, negativen Gedanken. So wird bspw. der alte Glaubenssatz „Ich bin zu dick" abgelöst – und durch den neuen Glaubenssatz „Ich bin schlank" ersetzt. Natürlich muss man festes Vertrauen in die jeweiligen Glaubenssätze haben. Dabei gilt es, die negativen Stimmen in unserem Denken ganz bewusst zum Schweigen zu bringen und sich auf positive Dinge zu konzentrieren. So entsteht nach und nach aus der alter Routine eine neue Routine, eingefahrene Gleise werden verlassen. Frust wird in Lust verwandelt. Abnehmen ist einfach – wenn man die wahren Hintergründe und die tatsächlichen Ursachen vom Übergewicht kennt. Weiter müssen wir uns gewahr sein, wie stark wir vom Unterbewusstsein geprägt sind. Deshalb gilt es, sich die Macht der Gedanken zunutze zu machen und neue mentale Kräfte zu entwickeln. Wir müssen also stets auf unsere Gedanken achten und diese hegen, denn diese sind letztendlich unser Schicksal. Für eine Neuprogrammierung muss gleichsam die Reset-Taste gedrückt werden und Platz für neues Gedankengut geschaffen werden.

Abnehmen mit Affirmationen

Affirmationen sind positive, selbstbejahende Sätze oder Aussagen, die wir uns immer wieder selbst vorsagen. Nach wiederholter Übung werden Affirmationen auf diese Weise zu festen Glaubenssätzen. Affirmationen sind also mächtige Wegbereiter für unser Unterbewusstsein - Bewusstsein und Unterbewusstsein arbeiten bei dieser Methode Hand in Hand zusammen. Da unsere Gefühle, Gedanken und unser Handeln ihren Ursprung in unserem Gehirn haben, müssen wir genau da ansetzen. So werden durch konstantes Training tief verwurzelte negative Gefühle und Gedanken umprogrammiert und zu neuen, positiven Gedanken transformiert. Durch positive, bejahende Überzeugungssätze wird unser Unterbewusstsein also neu programmiert. Immer wieder gedacht oder gesprochen, wandern die Glaubenssätze tief in unser Unterbewusstsein und verwerfen dort Zweifel und negative Glaubenssätze. Bei der Ausübung der Affirmationen wird hierbei auf die Kraft der Gedanken und Visionen gesetzt. Dabei müssen dem Unterbewusstsein glaubwürdige und persönliche Affirmationen angeboten werden, um die erwünschte Wirkung zu erzielen. So sollte die Affirmation ein ganz persönlich gewählter Satz sein, der einem gefällt und zusagt. Der Satz sollte zu der jeweiligen Person passen. So missfällt einer Frau möglicherweise die Aussage „Ich bin dünn", während ihr die Sätze „Ich gefalle mir in meinem Körper" oder „meine Figur gefällt mir" weit mehr zusagen. Die Sätze werden übrigens niemals in der Zukunftsform formuliert, sondern stets im Präsens. Also heißt es „Ich bin eine schlanke Frau" und nicht „Ich werde eine schlanke Frau sein". Die Ausformulierung in der Gegenwartsform zeigt eine deutlich stärkere Wirkung als das Vorsagen in der Zukunftsform. Affirmationen können wahlweise leise oder laut rezitiert werden. Es bereitet Freude, diese zu sprechen. Es herrschen weder Druck noch Zwang, sondern einzig Vertrauen in das gesteckte Ziel. Der Übende glaubt an sich, er kennt sein Ziel, das klar formuliert wird. Wer Affirmationen spricht, redet in positiver Weise mit seinem Körper, steht in ständiger Kommunikation mit sich selbst. Der Praktizierende erfährt durch regelmäßiges Üben mentale Kraft und Stärke, die ihm seine Entscheidung und sein Vorhaben, schlank zu werden, erleichtern. Idealerweise trägt man seine Affirmationen abends etwa 10 Minuten vor.

Abnehmen beginnt im Kopf

Abnehmen beginnt im Kopf, und zwar in bestimmten Regionen des Gehirns. Dort entscheidet sich, ob wir der Tafel Schokolade widerstehen oder nicht. Deshalb kann, wer die Mechanismen im Gehirn kennt, diesen gezielt gegensteuern und neue Ernährungsgewohnheiten in sein Gehirn übernehmen. Das Gehirn wird gleichsam neu programmiert. Alle Gewohnheiten, also auch die Ernährungsgewohnheiten, sind im Gehirn in den sogenannten Basalganglien gespeichert. Basalganglien sind unter der Großhirnrinde gelegene, in jeder Hirnhälfte angelegte Kerne bzw. Kerngebiete, die für die motorische, kognitive und limbische Regelung von Prozessen von Bedeutung sind. Das Belohnungssystem ist in verschiedenen Strukturen des Gehirns lokalisiert, eine zentrale Rolle spielen auch hier die Basalganglien. Von den Basalganglien geht also bspw. der tückische Reiz aus, Schokolade zu essen. Diese Hirngebiete flüstern uns weiter zu, dass wir uns noch einen Eisbecher genehmigen dürfen oder schwatzen uns noch ein zweites Stück Kuchen auf. Die gute Nachricht jedoch ist: Man kann die Basalganglien umprogrammieren, indem man die alten Muster durch neue ersetzt. Der Prozess, bis aus der alten Routine eine neue entsteht, dauert etwa zwei bis drei Wochen – es handelt sich also um einen durchaus überschaubaren Zeitraum. Eine Neuprogrammierung des Gehirns kann man etwa mit Radfahren vergleichen. Man lernt es nicht sofort, aber wenn man es einmal erlernt hat, verlernt man es nicht mehr. Während des Übens macht man dagegen viele Fehler, fällt mitunter auch vom Fahrrad – kurzum, es braucht seine Zeit, bis Radfahren in einen eingefleischten Prozess übergeht, den man sozusagen im Schlaf beherrscht. Das gleiche gilt für die Essgewohnheiten: Hat man eine Zeitlang gesunde Essgewohnheiten eingeübt, so werden diese in Zukunft die Oberhand über unser Essverhalten gewinnen - die schlechten Essgewohnheiten werden dagegen in die Verbannung geschickt. Unser Essverhalten wird aber noch von anderen Hirnregionen gesteuert. So ist der sogenannte präfrontale Cortex für die Planung und Steuerung von Handlungen verantwortlich. Der präfrontale Cortex ist an den Frontallappen der Großhirnrinde lokalisiert, an der Stirnseite des Gehirns. Das vernunftbetonte Denken findet im Stirnhirn im präfrontalen Cortex statt – dieser ist sozusagen der Gegenspieler zum Belohnungssystem in den Basalganglien. Nun liegt der Gedanke nahe, dass man als von der Vernunft geprägter Mensch eher auf den präfrontalen Cortex als auf die Basalganglien zurückgreifen würde, um lästige Essgewohnheiten zu ändern. Denn als rational denkender Mensch könnte man sich doch eigentlich bewusst gegen ungesunde Nahrung entscheiden – wohlwissend, dass Süßes und Fettes dem Körper schadet und ordentlich an den Hüften ansetzt. Bildlich kann man sich den präfrontalen Cortex und die Basalganglien jedoch als ein tanzendes Paar vorstellen, bei dem einmal der eine, mal der andere Part die Führung übernimmt. Die Crux hierbei ist aber, dass meist das Belohnungssystem dominiert und nur selten der präfrontale Cortex. Daran kann man erkennen, welchen übermächtiger Gegenspieler das vernunftbetonte Handeln hat und dass die Macht der Gewohnheit und die Aussicht auf Belohnung starke Antriebsfedern für menschliches Handeln sind. Der präfrontale Cortex lässt sich dagegen eher durch Planung aktivieren. Je besser und präziser wir ein Vorhaben planen, umso mehr aktivieren wir ihn. Deshalb ist es wichtig, dass wir uns beim Abnehmen konkrete Ziele stecken und diese auch präzise planen. Optimal ist es, seine Ziele, aber auch die jeweiligen Erfolge, aufzuschreiben. So nehmen diese eine konkrete Form an. Bei der Nahrungsaufnahme spielt eine weitere Region im Gehirn, der Hypothalamus, eine wichtige Rolle. Der Hypothalamus ist ein bestimmter Abschnitt im Zwischenhirn. Er ist als übergeordnete Stelle für die Überwachung des Blutzuckerspiegels zuständig, in Partnerschaft mit der Bauchspeicheldrüse wird der Blutzuckerspiegel reguliert. Der Hypothalamus ist sozusagen die zentrale Steuerung im Gehirn, er misst rund um die Uhr den Blutzuckerspiegel. Ist der Blutzuckerspiegel zu niedrig, schlägt der Hypothalamus Alarm, der Körper reagiert mit Heißhunger, um die Versorgung des Körpers mit Zucker sicherzustellen. Isst man nun Süßspeisen oder Weißmehlprodukte, steigt der Blutzuckerspiegel rasch an, und der Körper schüttet entsprechend viel Insulin aus, um den Zucker vom Blut in die Zellen transportieren zu können. Der Blutzuckerspiegel fällt anschließend wieder rapide ab – und der Hypothalamus meldet wieder, dass Nachschub an Zucker benötigt wird. Ausbremsen kann man den Hypothalamus durch Lebensmittel, die den Blutzuckerspiegel langsam ansteigen lassen, wie etwa Vollkornbrot oder Gemüse. So kommt es nicht mehr zu starken Schwankungen des Blutzuckerspiegels und der Heißhunger bleibt aus. Das Belohnungssystem unseres Gehirns schüttet ferner die sogenannten Glückshormone (z. B. Serotonin oder Dopamin) aus, v. a. wenn wir Süßigkeiten oder

Mehlspeisen essen. Das kann man aus der Evolutionsgeschichte so deuten, dass es für die Steinzeitmenschen ein Überlebensvorteil bedeutete, wenn sie kalorienreiche Lebensmittel erbeutet und gegessen hatten. Die Belohnung durch die Ausschüttung von Glückshormonen machte also durchaus Sinn. Heutzutage brauchen wir diesen Mechanismus aber nicht mehr. Also muss der Mensch sich neue Glücksquellen suchen. Dazu gehört alles, was uns Freude bereitet und Spaß macht. Macht man sich also bewusst, wie das Gehirn funktioniert und versteht, wie Gewohnheiten gebildet werden oder wie Heißhunger entsteht, kann dies helfen, dem Gehirn „auf die Sprünge" zu helfen – konkret bedeutet dies, dass man alte Gewohnheiten durch neue ersetzt.

Identifizieren Sie sich mit Ihrer Traumfigur

Eine ganz wichtige Komponente auf dem Weg zu Ihrem persönlichen Idealgewicht ist, dass sie sich mit Ihrer Traumfigur identifizieren. Stellen Sie sich bspw. vor den Spiegel und sehen Sie sich mit Ihrer Traumfigur. Denken und träumen Sie sich schlank. Diese Haltung überträgt sich auf unser Gefühl, den Effekt nennt man Embodiment – d. h. man versteht den Zusammenhang zwischen Körper und Psyche und macht sich diesen zunutze. Machen Sie sich klar, dass Dicksein auf einem falschen Programm im Gehirn basiert – und es steht in Ihrer Macht, dieses Programm zu verändern. Formulieren Sie entsprechend Ihre persönlichen Wünsche, etwa „Ich bin schlank" oder „Ich gefalle mir und meinem Partner". Denken Sie optimistisch und entspannt, werden Ihre Wünsche Wirklichkeit. Mit den richtigen, positiven Überzeugungen verändert sich auch Ihr Gewicht zum Positiven. Präzisiert man Wünsche und Vorstellungen, manifestiert sich in Folge der angestrebte Zustand. Benennen Sie Ihr Ziel klar – denn kennt man das Ziel überhaupt nicht wirklich und formuliert dieses nicht präzise, so kann auch keine positive Veränderung eintreten. Kommunizieren Sie mit Ihrem Körper, betrachten Sie diesen als Ihren Freund, nicht als Ihren Feind. Freuen Sie sich auf Ihren neuen Körper. Stellen Sie sich vor, wie Sie mit einem leichten Sommerkleid oder im Bikini am Strand entlang flanieren. Freuen Sie sich auf dieses Ereignis. Denn Vorfreude ist eine starke Motivation und eine starke Triebfeder für unser Handeln.

Machen Sie sich Notizen

Machen Sie sich Notizen über Ihr bevorstehendes Abnehmprojekt. Schreiben Sie alles auf, was Sie diesbezüglich bewegt. Schreiben Sie auf, was Sie einkaufen, ferner was Sie wann essen. Beschreiben Sie Ihre Gefühle beim Essen und notieren Sie, warum Sie essen. Schreiben Sie sowohl Erfolge als auch Rückschritte auf. Lesen Sie sich Ihre Notizen durch, betrachten Sie diese wie ein außenstehender Beobachter. Bewerten Sie Ihr Verhalten nicht. Auf diese Weise werden Sie viel über Ihr Essverhalte lernen: Sie merken, wie viel Sie im Laufe eines Tages tatsächlich essen, Sie erfahren die Gründe, warum Sie essen und welche Gefühle Sie mit der Nahrungsaufnahme verbinden.

Die Seele entscheidet über unser Gewicht

Das Risiko, übergewichtig zu werden, hängt zweifelsohne stark von den individuellen genetischen Anlagen ab. Bspw. lieferten Forschungen an eineiigen Zwillingen entsprechende Beweise – ist der eine Zwilling übergewichtig, ist der zweite Zwilling selten gertenschlank. Jedoch kann man sich leider nicht auf seinen möglicherweise schlechten Genen ausruhen – auch wenn das Abnehmen bei entsprechender ungünstiger Disposition weitaus schwieriger sein mag. Letztendlich entscheidet jedoch die Seele, in welche Richtung unser Körpergewicht tatsächlich tendiert. Diese Punkte sind bereits in anderen Kapiteln erwähnt und beschrieben. Ein wichtiges Hindernis beim Abnehmen ist, dass viele Menschen den Bezug zu sich und ihrem Körper gänzlich verloren haben, sie kennen die Bedürfnisse ihres Körpers nicht mehr. Einerseits ist der Impuls zum Essen in unserer Natur verankert. Dieser Impuls trieb unsere Urahnen bspw. dazu an, möglichst viel energiereiche Nahrung zu essen, um Fettreserven für kommende Notzeiten aufzubauen. Dies war in Zeiten der Nahrungsknappheit durchaus sinnvoll. Jedoch essen wir auch heutzutage oft noch so, als drohe die nächste Hungersnot. Dabei leben wir im Überfluss und in einer Zeit der Nahrungsmittelüberproduktion. Wir müssen uns daher vergegenwärtigen, dass ständige Nahrungsaufnahme eine schädliche Gewohnheit ist. Wir mästen uns oft selbst wie eine Weihnachtsganz, ohne die Folgen für unseren Körper zu berücksichtigen. Ständig zunehmen und den Körper aufblähen und mit Fett anreichern, ist jedoch unnatürlich. Naturgemäß ist es eher, sich vernünftig und gesund zu ernähren und dabei schlank zu werden.

Belohnungen spornen an

Was bei Tieren und kleinen Kindern funktioniert, wirkt auch bei Erwachsenen: Belohnungen – und hier ist jetzt freilich nicht Essen als Belohnung gemeint - spornen ungeheuer an, ein gesetztes Ziel zu erreichen und Vorsätze auch wirklich in die Tat umzusetzen. Beim Abnehmen bedeutet dies: Immer wenn Sie Ihrem Traumgewicht ein kleines Stückchen näher gerückt sind, sollten Sie sich selbst eine kleine Freude bereiten. Je nach persönlichen Vorlieben und Geschmack können Sie sich beispielsweise jedes Mal, wenn Sie eine bestimmte Hürde genommen haben - z. B. zwei Kilo an Gewicht verloren haben - wahlweise eine schöne Kosmetikbehandlung oder einen Wellnesstag gönnen oder auch ein neues Paar schicker Schuhe kaufen. Wenn Sie gar eine 5 Kilo-Hürde gemeistert haben, darf die Belohnung ruhig auch etwas größer ausfallen. Jetzt ist es an der Zeit, sich ein neues Kleid zu leisten. Ein Kleid, das zuvor gar nicht gepasst hätte oder aber an allen Ecken und Enden gezwickt hätte. Jetzt dürfen Sie sich freuen, denn das neue Kleid sitzt wie angegossen.

Nein sagen lernen

Kaum dass man zu Hause gefrühstückt und auf der Arbeit angekommen ist, schleppt die Kollegin ihren Picknickkorb mit Unmengen von belegten Brötchen, Kartoffelsalat und Frikadellen an. Freudestrahlend verkündet sie uns, dass sie ihren Geburtstag mit uns nachfeiern will. Eigentlich noch pappsatt vom Frühstück, will man schon ablehnend die Hände ausstrecken – aber man will ja kein Spielverderber sein, also macht man gute Miene zum bösen Spiel und zwängt sich mal eben zwei belegte Brötchen rein. Am Nachmittag bringt eine andere Kollegin ihren selbstgebackenen Kuchen mit. Man ist gerade dabei, dankend abzuwinken, sieht dann aber erschrocken das beleidigte Gesicht der Kollegin, die ihre vortrefflichen Backkünste gelobt haben möchte – und ehe man sich versehen hat, besinnt man sich eines Besseren und schluckt die Kröte, in diesem Fall den hausgemachten Kuchen. Gegen Abend rückt die nächste Kollegin mit

Schnaps samt dazugehörigen Gläschen für die ganze Mannschaft an. Anders hält man den Chef doch gar nicht mehr aus, den kann man nur noch im Suff ertragen, rechtfertigt sie ihr Vorhaben vor Feierabend. Und aus einer Runde Schnaps wird gleich noch eine und dann noch eine dritte, man will sich schließlich der Gemeinschaft mit den Kolleginnen und der Verschwörung gegen den unliebsamen Chef nicht entziehen – und auf ex wird das nächste Gläschen geleert. Die Arbeitswoche ist zu Ende, man ist bei der Schwiegermutter zum Mittagessen eingeladen. Einen Teller hat man schon geschafft – man hat sich fest vorgenommen, es bei einem Teller zu belassen – da lädt die Schwiegermutter schon voller Eifer und ungefragt die nächste Portion auf. Man will protestieren, die Schwiegermutter gibt sich enttäuscht - und überhaupt muss alles gegessen werden, sie kann doch das ganze Essen nicht aufheben. Insgeheim kommt man sich wie ein Müllschlucker vor, der bei solch sonntäglichen Gelagen die Resteverwertung übernehmen soll. Wer von uns kennt nicht solche Situationen, in welche man unfreiwillig in regelmäßigen Abständen gerät. Situationen, in denen man eigentlich gar nichts (mehr) essen will, aber regelrecht dazu genötigt wird, sich gegen allen Appetit und wider jeder Vernunft, irgendwelche unliebsamen Speisen reinzuwürgen – nur um des lieben Friedens willen. Schließlich hat man schon als Kind gelernt, Angebotenes höflich und dankend anzunehmen – abzulehnen wäre ein Affront für jeden „Schenkenden". Wie soll man aber Gewicht verlieren, bei solch einer Einstellung, werden Sie zu Recht sagen. Also besteht auch hier Handlungsbedarf. Lernen Sie, höflich, aber entschlossen „Nein" zu sagen – und begründen Sie Ihre Entscheidung gerne damit, dass Sie abnehmen möchten oder einfach, dass Sie keinen Appetit haben. Sollten Ihre Worte keine Wirkung zeigen und Ihre Schwiegermutter lädt nichtsdestotrotz Klöße und Schweinebraten auf Ihren Teller – lassen Sie die Gerichte einfach stehen und überlassen Sie diese ihrem Schicksal.

Wer nie vom Weg abkommt, bleibt auf der Strecke

Wer nie vom Weg abkommt, bleibt auf der Strecke – Rückschläge auf dem Weg zum Wunschgewicht sollte man keinesfalls mit persönlichem Scheitern verwechseln. Rückschläge sind Bestandteile jedes Lebens, es kommt nur darauf an, wie man auf diese reagiert. So sollte man die Überwindung von Rückschlägen als Herausforderung, die das Leben stellt, sehen – und nicht als eigenes Versagen. Der Erfolgreiche lernt bekanntlich aus seinen Fehlern und wächst an den Herausforderungen des Lebens. Gestatten auch Sie sich schwache Momente. Jeder Mensch wird hin und wieder schwach, und schlägt mitunter über die Stränge. Wichtig ist nur, wieder auf den eingeschlagenen Weg zurückzukehren und niemals sein Ziel aus den Augen zu verlieren. Wenn Sie mal gesündigt haben, was sich nicht immer vermeiden lässt - beispielsweise, wenn Feiern und Feste anstehen - ist das beileibe kein Grund zur Verzweiflung: Kehren Sie auf Ihren Weg zurück!

Nicht Gefühle der Scham, des Ärgers oder gar des Versagens sollten Sie in solchen Fällen durchleben. Wenn schlechte Gefühle die Oberhand gewinnen, kann es passieren, dass man nichts mehr wagt, aus Angst, erneut zu scheitern. Die beste Art, mit Niederlagen umzugehen, ist daher, aus diesen zu lernen. Wenn wir wissen, was wir falsch gemacht haben, lernen wir für die Zukunft, was wir besser machen können. Verstehen Sie Fehler also nicht als Rückschlage, sondern als Teil Ihres individuellen Lernprozesses. Vergessen Sie nicht, dass man immer wieder eine Chance erhält, neu zu beginnen.

Keine Verschiebetaktik zulassen

Auch der längste Weg beginnt mit dem ersten Schritt, so besagt es ein chinesisches Sprichwort. Jeder von uns wird sich gelegentlich dabei ertappen, wie er unangenehme Dinge auf später verschiebt – Getreu dem frechen Motto „Was Du heute kannst besorgen, das verschiebe doch auf morgen." Genauso sieht es häufig mit Abnehmplänen aus. Morgen, ganz sicher, da beginnt man mit der Diät. Heute lohnt es sich gar nicht mehr, anzufangen. Außerdem ist man heute Abend eingeladen, zum Buffet beim Chinesen, bei einer solchen Gelegenheit kann man nun ja wirklich nicht mit einer Diät beginnen, das wäre geradezu sträflich. Aber morgen ist ein neuer Tag, ein neues Glück. Da kann man gleich in aller Herrgottsfrühe mit der Diät anfangen. Am nächsten Morgen aber, da gibt's dann im Büro den stattlichen Imbiss vom Vertreter, das hat man doch tatsächlich ganz vergessen. Aber morgen, da wird's ernst mit der Diät, versprochen, hoch und heilig – ist ja auch egal, ob man nun die Diät heute oder aber zwei Tage später anfängt. Und so verlagert man das Erreichen der Wunschfigur in die Zukunft, immer und immer wieder. Aber, egal wie weit der Weg auch ist, irgendwann muss man den ersten Schritt machen. Aller Anfang ist bekanntlich schwer. Aber die Hälfte hat, wer angefangen hat, sagt ein weiser und ermutigender Spruch von Horaz, der so viel Motivation schenken kann.

Es fehlt die wirkliche Überzeugung, dass man sein Wunschgewicht wirklich erreichen kann

Viele Übergewichtige würden gerne abnehmen, haben aber ausgesprochen wenig Vertrauen, dass ihr Wunsch auch Realität werden kann. Warum ist das so? Diese Personen haben tausend gute Gründe parat, warum sie eigentlich gar nicht abnehmen können, ja dass dies sogar unmöglich ist. Schließlich liegt ihr Übergewicht in den Genen – so reden sie sich ein - es ist Veranlagung, man war schließlich schon immer dick, bereits als Kind hatte man mit zu vielen Kilos zu kämpfen, weshalb man auch schon in der Schule und im Kindergarten gehänselt wurde. Und nicht nur man selbst war dick, auch die Geschwister, die Eltern, die Großeltern, und überhaupt jeder, so weit man auch zurück denken kann. Das Übergewicht scheint so fest in der Familie verwurzelt zu sein wie ein uralter Baum im Boden. Eine Einbahnstraße, bei der es keinen Ausweg und kein Entrinnen gibt. Bei wieder anderen sind es die Drüsen, die so heftig arbeiten, dass man gar nichts essen braucht, und trotzdem zunimmt. Dann wiederum hört man von Umweltgiften und Zusatzstoffen in der Nahrung, die schuld am ausufernden Übergewicht der Gesellschaft sind. Bei wieder anderen sind Medikamente schuld, die einen aussehen lassen wie ein aufgeblasener Karpfen. Die Hausfrau dagegen muss mit der Familie essen und die Speisen vorkosten, sie hat keine Möglichkeit, eine Diät zu machen und schon gar keine Zeit für Sport.

Die Liste der Entschuldigungen ist ellenlang.

Man hört allenthalben: „Ich habe es versucht. Es funktioniert nicht.“ Das stimmt aber nur selten. Viele suchen die Schuld immer woanders, aber fast nie bei sich selbst. Und schon bevor man etwas beginnt – in diesem Fall das Abnehmen - hat man Entschuldigungen parat, falls man versagt. Was sich hier aber ändern muss, ist die innere Einstellung. Wenn Sie etwas wirklich wollen, werden Sie es auch schaffen. Der wahre Wille zeigt sich in der Tat. Wenn aber die wirkliche Überzeugung fehlt, dass man sein Ziel erreichen und abnehmen kann, fehlt infolgedessen auch der nötige Einsatz. Nach dem Motto „Bringt ja eh nix“ hat man bereits resigniert, noch ehe man angefangen hat. Nach dem Standpunkt „Ich bin ein dickes Pummelchen“, das war schon immer so und wird immer so sein, kann die mollige Person sich schon gar nicht mehr mit einer anderen Figur vorstellen - entsprechend fehlt der Anreiz und der nötige Ansporn, doch noch das Ruder zu drehen. Die Überzeugungen haben wir übrigens häufig auch von anderen übernommen. So sagt bspw. der Vater zu seinem übergewichtigen Sohn: „Bei uns in der Familie war noch niemand schlank.“ Oder die Mutter mahnte stets: „Der Teller wird aufgegessen. Man lässt nichts übrig, denk doch an die Leute, die hungern müssen.“ Mangelndes Selbstbewusstsein und die Gewohnheit, sich selbst kleinzureden, lassen dann auch noch die letzte Hoffnung schwinden, dass man wirklich abnehmen kann. An sich selbst glauben und von eingefahrenen Gleisen abzuweichen, scheint hier nicht möglich zu sein. Zudem wird das Ziel nicht klar formuliert, allenfalls gibt es eine vage und schwammige Vorstellung von dem, was man erreichen will. Man muss aber das Ziel kennen, die Gedanken umformulieren und mentale Kraft und Stärke entwickeln. Der innere Schweinehund fürchtet aber Veränderungen und so lässt man es bei mangelnder Überzeugung lieber alles beim Alten.

Das Ziel, abzunehmen, ist nur ein Wunsch, aber keine wirkliche Absicht.

Unzählige Menschen wollen abnehmen, das behaupten sie zumindest felsenfest. Schaut man aber genauer hin, stellt man oft fest, dass in Wirklichkeit eine ausreichende Motivation für das Ziel fehlt. Man will abnehmen, sicher, kauft auch ab und zu einen Ratgeber, und hie und da ein Light-Produkt - aber dann kommt doch immer etwas dazwischen, was die Umsetzung des Plans verhindert. Andere Dinge sind wichtiger, haben einen höheren Stellenwert im Leben. Und Ausreden gibt es zur Genüge: Man kann nicht kochen oder Sport treiben, weil man einfach keine Zeit hat – oder aber keine Lust. Sicher, an Sylvester, da hat man immer gute Vorsätze für das kommende Jahr, aber schon Mitte Januar wird man wieder schwach. Was soll man heute Abend Diättagebuch führen? - man geht doch lieber in die Kneipe, ein paar Bier heben und ein paar gemütliche Schwätzchen halten. Hier entspricht der Wunsch abzunehmen, keinem ehrlichen oder wirklichem Bedürfnis. Es handelt sich eher um eine Laune, die einen hin und wieder mal auf andere Pfade führen soll. Und so schnell wie die Laune entstanden ist, so schnell ist diese auch wieder vergessen. So sind denn auch Ausreden und Aufschieben der schlimmste Feind vom Abnehmen. Immer wieder scheinen Hindernisse aufzutauchen: Heute regnet es, da kann ich keinen Spaziergang machen. Und am Mittag, da haben schließlich alle eine ordentliche Mahlzeit im Restaurant bestellt, da kann ich nicht kneifen. Wer sein Ziel nicht kennt und nicht formuliert, kann dieses nicht erreichen. Wer sich ständig vom inneren Schweinehund beherrschen lässt, kann seine Pläne nicht durchziehen. Wichtig ist hier, bestimmte Zeiten für das Essen und das Bewegungsprogramm festzulegen. So geht maßvolles Essen und der regelmäßige Spaziergang schon bald in Fleisch und Blut über – geradezu wie das Zähneputzen. Anfangs braucht es etwas Disziplin dazu, aber schon bald wird aus dem täglichen Spaziergang eine nicht mehr wegzudenkende Gewohnheit.

Visualisieren Sie

Arbeiten Sie gezielt mit Bildern, um Ihr Abnehmvorhaben zu unterstützen. Lassen Sie beispielsweise Bilder von Pommes mit Mayo, mächtige Torten und Eiscreme in Ihrer Vorstellung lebendig werden und denken Sie anschließend an eine Frau mit dickem Bauch und ebenso kräftigen Oberschenkeln. Oder lassen Sie Bilder einer dicken, trägen Frau - die keinerlei Sport macht und den ganzen Tag nur passiv auf der Couch liegt und die Sie auf keinen Fall sein wollen – vor Ihrem inneren Auge vorbeirauschen. Anschließend wird es Ihnen nicht mehr schwerfallen, sich zum Sport aufzuraffen und ein leichtes Training zu absolvieren. Denken Sie nun an gesundes und kalorienarmes Obst und stellen Sie sich in Gedanken einen schlanken und vitalen Körper vor. Sofort wird es Ihnen leichter fallen, Kekse und Kuchen links liegen zu lassen und sich eher auf frisches Obst zu stürzen. Stellen Sie sich weiter - durch mentale Visualisierung Ihres gesetzten Ziels -

vor, wie Sie aussehen möchten und welches Ziel Sie erreichen wollen. Solche Bilder, die zwar nur in der Vorstellung stattfinden, die wir aber deutlich vor unserem geistigen Auge sehen, haben eine ungeheure Kraft und Wirkung, und sollten deshalb als effektives Instrumentarium zur Gewichtsreduktion eingesetzt werden. Beispielsweise hat es mir unlängst für einen ganzen Tag buchstäblich den Appetit verschlagen, nachdem ich in der Zeitung von einer Frau gelesen hatte, die es auf stattliche 360 Kilo bringt, deren Wunschgewicht aber 750 Kilo sind - und ihr absolutes Traumgewicht seien 1000 Kilo. Diese Frau stopft tatsächlich täglich 22000 Kalorien in sich rein, in Form von Sandwiches, Chips, Eis - dazu kommen noch jede Menge Limonaden und Milchshakes. Die Bilder der Frau, die sich nur noch mit dem Rollstuhl fortbewegen kann, sind mir lange nicht aus dem Kopf gegangen – wer von uns wollte freiwillig so enden, und zöge nicht lieber rechtzeitig die Notbremse?

Motivation durch Autosuggestion

Autosuggestion wird definiert als ein Prozess, durch den eine Person ihr Unterbewusstsein trainiert, an etwas zu glauben. Dies wird erreicht durch wiederholte Selbst-Affirmation und kann als selbstinduzierte Beeinflussung der Psyche angesehen werden. Bei der Autosuggestion wird derselbe formelhaft umrissene Gedanke über längere Zeit in Form mentaler Übungen wiederholt, bis er zu einem festen Bestandteil des unbewussten Denkprozesses geworden ist. Nicht der Wille, sondern die Einbildungskraft ist hier also ausschlaggebend. Um sich zum Abnehmen zu motivieren, können Sie bestimmte Formeln wie beispielsweise „Ich bin gesund und leicht“ oder „Ich bin leicht wie eine Feder“ einsetzen. Auf diese Weise wird Ihr Vorsatz nochmals fest im Gehirn verankert. Wichtig ist, dass die Formeln stets positiv formuliert sind und den Erfolg vorwegnehmen. Zur Unterstützung Ihrer

Motivation können Sie autosuggestive Formeln immer wieder zwischendurch in Ihren Tagesablauf einbauen, wenn Sie gerade Zeit dazu finden. Sagen Sie sich die Formeln in Gedanken auf, wenn Sie die nötige Ruhe hierfür haben. Optimal ist die Wirkung, wenn Sie dabei völlig entspannt sind. Am besten funktioniert dies vor dem Einschlafen oder mit Hilfe bestimmter Entspannungstechniken.

Stress wirksam abbauen

Stress – ein Phänomen unserer heutigen Zeit

Stress am Arbeitsplatz, unzählige Überstunden und wenig Freizeit – wer kennt diese Probleme heutzutage nicht? Grenzenlose Hektik und Strapazen bestimmen unseren Alltag, der Leistungsdruck in Beruf und Privatleben steigt permanent. Wie ein Hamster drehen wir im berüchtigten Laufrad.

Selbst in der Freizeit muss man vielfältigen Verpflichtungen nachkommen, das Vereinsleben und die Geselligkeit rufen, der moderne Mensch tanzt gerne auf allen Hochzeiten und ist Hansdampf in allen Gassen. Und zuhause locken nicht selten Internet und Fernsehen, das Handy klingelt unaufhörlich, so dass Körper und Seele einfach nicht zur Ruhe kommen können. Dabei bleiben Gesundheit und Wohlbefinden natürlich auf der Strecke. Wie wir bereits gelesen haben, wird in Phasen von Stress vermehrt das körpereigene Hormon Cortisol in der Nebennierenrinde produziert. Und dieses

Hormon hat einige unangenehme Eigenschaften, wie wir nachfolgend lesen können.

Stress – Freisetzung von Cortisol

Wie die anderen Stresshormone wird auch Cortisol in der Nebennierenrinde produziert. Wenn der Körper nun ständig unter Strom steht, wird also stets auch Cortisol im Übermaß ausgeschüttet. Die Folgen sind verheerend: Cortisol fördert die verstärkte Einlagerung von Fett, insbesondere vom gefährlichen inneren Bauchfett. Tückisch ist auch, dass die Fettzellen im Bauchraum besonders viele Andockstellen für Cortisol haben, wodurch zusätzlich neues Fettgewebe gebildet werden kann. Cortisol und verwandte Substanzen stören zudem das Gleichgewicht der appetitsteuernden Hormone. Heißhungerattacken können ausgelöst werden, was ein weiterer Grund dafür ist, warum andauernder Stress Übergewicht verursachen kann. Außerdem bewirkt Cortisol, dass sich Wasser im Körper einlagert, der Körper wird so regelrecht aufgeschwemmt und aufgedunsen. Aber zu viel Cortisol richtet noch mehr Schaden im Körper an: Die Insulinempfindlichkeit der Zellen wird herabgesetzt, bei anhaltendem Stress kann es so zu einer Insulinresistenz und damit zu einem erhöhten Blutzuckerspiegel kommen. Weitere typische Folgen eines Cortisol-Überschusses sind verstärkter Eiweißabbau und die Produktion von Zucker aus Eiweiß. Außerdem lässt Cortisol den Blutdruck steigen, macht das Blut dickflüssiger und fördert so die Thrombenbildung. Letztlich kann auch eine Abwehrschwäche eine Folge von zu viel Cortisol sein. Also müssen wir alles daran setzen, um die Produktion dieses Störenfrieds im Kampf um weniger Pfunde in Schach zu halten.

Stress abbauen: Ein wichtiger Schachzug

Die Produktion von zu viel Cortisol ist nicht die einzige unerwünschte Nebenwirkung von zu viel

Stress. Stress führt auch dazu – das haben wir bereits gelesen - dass wir unkontrolliert essen und unsere Mahlzeiten zu schnell und in Hektik verschlingen. Nicht selten führt Stress auch zu Fressanfällen und Frustessen, der Körper sucht sich gleichsam ein Ventil und einen Weg, um die Folgen des Stresses besser kompensieren zu können. Dass das Verschlingen von Süßigkeiten und Fastfood freilich keine Lösung gegen zu viel Stress ist, liegt auf der Hand. Das Vermeiden von Stress und das Erlernen von Entspannungstechniken ist also eine ganz wichtige Säule auf dem Weg zu einer schlanken Figur. Wie Sie sehen werden, ist dieser notwendige Schritt zu einem schlanken Körper ein durchaus angenehmer Schachzug, der sich auf alle Bereiche Ihres Lebens positiv auswirken kann.

Besserer Umgang mit Stress

Positiven Gedanken Raum geben

Vergegenwärtigen Sie sich nur einmal, von wie vielen negativen Gedanken Sie tagtäglich beherrscht werden. Hass, Neid und Eifersucht fressen viele Menschen buchstäblich auf. Es ist beeindruckend, wie Menschen sich gegenseitig unnötig das Leben schwer machen. Wir bewerten und verurteilen unsere Mitmenschen und setzen uns auch selbst unter Druck. Verdrängen Sie negative Gedanken ganz bewusst und geben Sie diesen keinen Raum. Hören Sie ganz aufmerksam auf die innere Stimme, die an allem rummäkelt und an vielem etwas auszusetzen hat. Verscheuchen Sie diese dunklen Gedanken und Gefühle aus Ihrem Leben. Drücken Sie ganz bewusst die Stopp-Taste. Lassen Sie positive Gefühle überwiegen: Mut, Freude, Heiterkeit. Lernen Sie, diese Gefühle zu leben und zu erleben. Denn wir sind das Produkt unserer Gedanken und schaffen mit diesen unsere eigene Wirklichkeit. Denken Sie nur an das Beispiel vom Glas Wein: Für den einen ist es halbvoll, für den anderen halbleer - die Situation ist dieselbe, nur die Sichtweise verschieden. Denn eine Situation ist meist nicht per se gut oder schlecht, sondern wird es erst durch unsere Interpretation und Wertung. Nehmen wir etwa einen regnerischen Tag als Beispiel: dem einen schlägt das Dauerrieseln aufs Gemüt und er wird mürrisch und ungehalten, der andere freut sich, läuft mit Regenstiefeln durch die Gegend oder delektiert sich an gemütlichen Tee- und Lesestunden in der guten Stube. Werden Sie sich daher Ihrer gesamten Gefühlspalette bewusst und überdenken Sie diese neu. Lösen Sie sich von eingefleischten Denkmustern und schaffen Sie neue, positive Gedanken.

Im Hier und Jetzt leben

Gerade wir Europäer neigen dazu, mit unseren Gedanken ständig in die Zukunft oder in die Vergangenheit abzuschweifen - und bewegen uns dabei viel zu selten im Hier und Jetzt. Entweder grämen wir uns wegen alter Fehler und trauern verpassten Chancen nach oder aber wir blicken sorgenvoll und voller Fragen in eine ungewisse Zukunft. Wenn wir uns aber tatsächlich nur auf den Augenblick konzentrieren würden - um wie viel glücklicher und zufriedener könnten wir sein, ohne Groll wegen vergangener Fehler und ohne sorgenvolle Blicke in eine unsichere Zukunft. Gibt es etwas, was Sie in just in diesem Moment ärgert oder ängstigt? Wenn Sie ehrlich sind, müssten Sie diese Frage meist verneinen. Und wie glücklich könnten Sie mit Goethes Faust zum Augenblicke sagen: „Verweile doch! Du bist so schön." Denn das Glück liegt oft einzig und allein im Augenblick. Lernen Sie den Augenblick mit all seiner Gewalt und Macht zu ergreifen - in all seinem Glück und auch in all seinem Schmerz. Denn sowohl das Glück als auch der Schmerz eines Augenblicks, beides sind unwiederbringliche Momente.

Folgende Geschichte möchte ich Ihnen in diesem Zusammenhang nicht vorenthalten:
Ein weiser Mann wurde einmal nach dem Weg zum Glück gefragt, worauf seine Antwort lautete: „Wenn ich stehe, dann stehe ich, wenn ich gehe, dann gehe ich, wenn ich sitze, dann sitze ich, wenn ich esse, dann esse ich, wenn ich liebe, dann liebe ich…" Dann fielen ihm die Fragesteller ins Wort und sagten: „Das tun wir auch, aber was machst Du darüber hinaus?" Er sagte wiederum: „Wenn ich stehe, dann stehe ich, wenn ich gehe, gehe ich, wenn ich…" Wieder sagten die Leute: „Aber das tun wir doch auch!" Er aber sagte zu ihnen: „Nein - wenn ihr sitzt, steht ihr schon, wenn ihr steht, dann lauft ihr schon, wenn ihr läuft, dann seid ihr schon am Ziel." Lernen wir also, den Dingen, die wir gerade tun, mehr Aufmerksamkeit zu schenken - und legen die Zeitung beim Frühstück beiseite, schalten den Fernseher beim Gespräch ab und lassen bei der Arbeit unsere Augen von der Uhr - dann können wir wie Tina Turner in einem ihrer Songs sa-

gen: *„The future is this moment and not some place outside."*

Und uns wird klar, was der Theologe und Philosoph Meister Eckhart schon im späten Mittelalter erkannte:

„Immer ist die wichtigste Stunde die gegenwärtige. Immer ist der wichtigste Mensch der, dem du gerade gegenüber stehst. Immer ist die wichtigste Tat die Liebe."

Beherzigten wir stets diesen weisen Spruch - wie viel mehr Achtung würden wir dem Augenblick und unseren Mitmenschen entgegenbringen – ohne mit unseren Gedanken schon wieder ganz wo anders zu sein.

Achtsam sein

Achtsam sein, bedeutet, alle Vorgänge um uns herum mit ungeteilter, entspannter Aufmerksamkeit zu beobachten und alle Einzelheiten unserer Umgebung in uns aufzunehmen. Wir verlieren uns nicht in Gedanken, sondern sind konzentriert und sind uns dessen gewahr, was Bewusstsein ist. Achtsamkeit kann man üben, indem man sich ganz auf den Augenblick konzentriert und sich ganz auf sich selbst besinnt, während man sich auf ganz einfache Dinge konzentriert - etwa auf das Atmen. Lernt man, achtsam zu sein, verändert sich das Denken wohltuend. Negative Gedanken verlieren an Macht, und zum Vorschein kommen immer mehr die kleinen Freuden des Lebens und das Glück des Augenblicks. Nehmen Sie wahr, wie Sie sich fühlen und widmen Sie allem Ihre ganze Aufmerksamkeit. Die Intensität des erlebten Augenblicks wird Ihr Leben reicher und zufriedener machen - von Tag zu Tag.

Werden Sie sich Ihrer Gefühle bewusst

Sind Sie morgens beim Gang zur Arbeit stets missgelaunt? Und die Partnerschaft verursacht nur noch Probleme? Gehen Sie den Ursachen Ihrer Gefühle auf den Grund und lassen Sie Gefühle zu.

Kann es sein, dass der Job im Büro Ihnen keine Freude mehr macht? Und Sie vielleicht in der Partnerschaft unglücklich sind? Erforschen Sie Ihre Ängste und negativen Gefühle und lernen Sie daraus, die Konsequenzen zu ziehen.

Verzeihen lernen

Lernen Sie, zu verzeihen und lassen Sie nicht Gefühle wie Rache und Hass die Oberhand gewinnen. Wer verzeiht, wird frei sein im Herzen, und muss nicht Altem und Abgelegtem nachhängen. Wer dagegen hasst, nicht verzeihen kann und alten Anfeindungen nachhängt, grämt sich unnötig und kann seelische Probleme wie Depressionen entwickeln. Wie viel Weisheit steckt in unserem täglichen Gebet, im Vaterunser, wo es so trostreich heißt:

„Und vergib uns unsere Schuld, wie auch wir vergeben unseren Schuldigern."

Abschalten können

Wälzen Sie nach Feierabend noch Akten? Grübeln Sie am sich neigenden Tag noch über ungelöste Probleme? Nehmen Sie Ihre Sorgen mit ins Bett? Lassen Sie die Arbeit mit Schließen der Bürotür hinter sich, Klappe runter. Vergessen Sie den täglichen Ärger am Arbeitsplatz. Und verabschieden Sie sich beim Gang ins Bett von den Sorgen und Nöten des vergangenen Tages. Lassen Sie Arbeit Arbeit sein und Büro Büro. Lernen Sie ganz bewusst Abschalten. Denken Sie daran: Ein jeder Tag sorgt für sich selbst.

Leichter geht's mit Humor

Oft nehmen wir das Leben viel schwerer, als es eigentlich ist. Mit einer gehörigen Portion Humor wäre vieles erheblich leichter. Lachen Sie jeden Tag ganz bewusst, auch über sich selbst! Formen Sie Ihre Lippen zu einem Lächeln, schon steigt die Stimmung. Nicht ein lautes Grinsen, sondern ein stilles, inneres Lächeln - Sie werden spüren, wie wohltuend, entspannend und erleichternd es wirkt. Schenken Sie auch Ihren Mitmenschen ein Lächeln - Sie werden ein Lächeln und Freundlichkeit zurück erhalten. Denn Lächeln wirkt ansteckend und öffnet die Herzen Ihrer Mitmenschen. Lassen Sie sich nicht von der Bürde Ihrer Probleme beugen und ducken. Bedenken Sie, dass jeder Mensch sein Kreuz zu tragen hat. Jedes Leben besteht aus Höhen und Tiefen. Und nach dem Regen kommt stets wieder Sonne. Sorgen Sie sich nicht, leben Sie!

Entspannungstechniken

Massagen

Allgemeines zu Massagen

Massagen dienen nicht etwa nur der Behandlung von Rückenleiden oder von Verspannungen im Nacken- und Schulterbereich - sie können vielmehr positiv auf den gesamten Organismus wirken und eine Wohltat für Körper, Geist und Seele darstellen. Berührungen und Streicheleinheiten, insbesondere von „magischen“ und glücksbringenden Händen, bauen jede Form von Stress ab und sorgen für tiefe Entspannung. Massagen gehören zu den ältesten Heilmitteln der Menschheit und haben ihren Ursprung wahrscheinlich im Osten Afrikas und in Asien. Bei den streichenden Bewegungen wird die Widerstandskraft des Körpers gestärkt, die gesamte Muskulatur entspannt, Schmerz gelindert und die Psyche beruhigt. Angst und Stress werden über die Beeinflussung des gesamten vegetativen

Nervensystems aufgelöst. Massagen dienen weiter dem Abtransport von Schadstoffen, Toxinen und tief sitzenden Schlacken aus den Organen und den Gewebestrukturen des Körpers – aber auch zum Ausleiten von seelischen Belastungen und negativen Erinnerungen. Sie wirken weiter harmonisierend und ausgleichend auf den gesamten Körper. Die Durchblutung des ganzen Körpers wird angeregt, die Fettverbrennung stimuliert. Durch die Aktivierung des Stoffwechsels wird Körperfett reduziert, der Körper wird außerdem weicher und elastischer. Idealerweise wird der Körper nicht nur von äußeren Verhärtungen, sondern auch von inneren Verhärtungen befreit. Es erfolgt eine positive Wirkung auf Körper, Geist und Seele. Der Kopf wird wieder frei, Konzentration und Gedächtnisleistung steigen. Die intensiven Effekte betreffen also nicht nur den Körper, sondern den Menschen in seiner Gesamtheit. Bei geistiger und körperlicher Arbeit werden Stress und Disharmonien ausgeglichen. Durch eine liebevoll durchgeführte Massage wird die ganze Kraft der Berührung für den Massierenden spürbar, durch die Berührung können Glückshormone wie bspw. Serotonin freigesetzt werden. Durch die liebevolle Hinwendung zur Person können innere Spannungen und Blockaden gelöst werden, negative Elemente können aus dem Körper geschleust werden. Negative Gedankenmuster können aufgelöst werden, da Massagen in die tiefen Ebenen des Energiekörpers und der Seele durchdringen können. Codierungen im Körper können aufgerufen und geweckt werden und auf diese Weise Fehlprogrammierungen aufgebrochen werden. Negative Erinnerungen können aus dem Körper geschleust werden. Durch heilsame Massagetechniken kann dem Leben eine ganz neue Richtung gegeben werden. Eine in Stille ausgeführte Massage ist eine Wohltat für Körper und Seele. Die Massage ist idealerweise einfühlsam und zärtlich, „sehende und spürende" Hände massieren intuitiv. Auf diese Weise kann die Kraft im Körper des Klienten frei fließen, die Wahrnehmung wird intensiviert und sensibilisiert, eingefahrene Muster können losgelassen und schmerzliche Erfahrungen verarbeitet werden. So kann die Selbstheilung von Körper und Seele eingeläutet werden. Die Massage dient der Harmonisierung der Körperenergie und unterstützt die Entschlackung des Gewebes.

Chinesische Massagen

Die chinesische Massagetherapie - auch Tuina genannt - hat eine ebenso lange Geschichte wie die traditionelle chinesische Medizin. Im Gegensatz zu westlichen Massagetechniken, die vor allem der Behandlung von Erkrankungen des Bewegungsapparates dienen, werden durch die Tuina-Massagen Störungen des gesamten Organismus geheilt. Auf Grundlage des Meridian- und Akupunktursystems wird an den Akupunkturpunkten oder entlang der Meridiane behandelt. Je nach Krankheit werden an den Punkten Reize verschiedener Qualität gesetzt - das kann ein leichtes Drücken, Kneten, Kneifen,

Zwicken oder Klopfen sein.

Shiatsu

Unter Shiatsu versteht man die japanische Variante der Akupunktur. Es werden die gleichen Punkte am Körper behandelt wie bei der Akupunktur. Allerdings werden keine Nadeln verwendet, sondern bei dieser Methode handelt es sich um eine reine Druckpunktmassage. Alle Krankheiten verstehen sich nach dieser Philosophie als eine Blockade im Fluss der Lebensenergie. Durch eine Shiatsu-Massage soll durch Druck auf die entsprechenden Meridian-Punkte der Energiefluss angeregt und somit die Krankheitsursache behoben werden.

Indische Massagen

Arkaya Deepa

Arkaya Deepa ist eine uralte indische Ölmassage, die alle Lebensgeister weckt. Bei dieser wohltuenden Massage wird der Körper entschlackt und gereinigt und in einen Zustand der tiefen Entspannung versetzt. Über verschiedene Akupressurpunkte werden Verspannungen und Blockaden im ganzen Körper aufgelöst.

Abhyanga

Auch diese ayurvedische Ölmassage, die in sieben Positionen erfolgt, ist eine Wohltat für Körper und Seele. Die Massage dient der Harmonisierung der Körperenergie und unterstützt die Entschlackung des Gewebes.

Autogenes Training

Autogenes Training ist ein auf Autosuggestion (Selbstbeeinflussung) basierendes, didaktisch klar gegliedertes Verfahren zur Selbstentspannung. Es ist eine weit verbreitete und anerkannte Methode, um Stress und psychosomatische Störungen zu behandeln. Autogenes Training kann in einer Gruppe oder in Einzelkursen unter Anleitung eines Psychologen oder Arztes innerhalb einiger Wochen erlernt werden. Es kann aber auch im Selbststudium erlernt werden, wovon aber mitunter abgeraten wird, um eine Fehlprogrammierung zu vermeiden. Zum Zwecke des Selbststudiums gibt es nichtsdestotrotz viele Bücher, die häufig zusätzlich mit einer CD ausgestattet sind. Beim autogenen Training unterscheidet man die „Unterstufe“ und die „Oberstufe“. Bereits innerhalb der Grundstufe lässt sich mit den Komponenten der Schwere- und der Wärmewahrnehmung nach mehrwöchigem Training eine psychovegetative Gesamtumschaltung erreichen. Zusätzliche Organübungen vertiefen die Körperwahrnehmung. Dabei wird das Ziel verfolgt, sich selbst in einen Zustand der Entspannung zu bringen. In der Unterstufe werden besonders körperliche Vorgänge beeinflusst. Dabei versucht der Übende, sich ausschließlich auf seinen Körper zu konzentrieren. Hierbei liegt er entspannt auf dem Rücken oder befindet sich in der sogenannten Droschkenkutscherhaltung. Zu den Grundübungen gehören Schwereübungen (z. B. „mein Arm ist schwer“), Wärmeübungen, Atemübungen (z. B. „mein Atem ist ganz ruhig“), Bauchübungen, Herzübungen und Stirnübungen (z. B. „mein Kopf ist leicht“). In der Oberstufe des Autogenen Trainings kommt es zur Vorstellung von Bildern (z. B. eine Rose, eine brennende Kerze) und von selbstgewählten Situationen (z. B. eine Reise auf den Meeresgrund oder auf den Gipfel eines Bergs). Durch den entspannten Zustand kann so die Möglichkeit zur Lösung von Problemen und zur Linderung oder Heilung von Krankheiten geschaffen werden. Angewandt werden kann Autogenes Training bei vielen Beschwerden und Erkrankungen, z. B. bei Stress, Muskelverspannungen, Herz-Kreislauf-Erkrankungen, Schlafstörungen, Migräne, innerer Unruhe und Schmerzen.

Meditation

Wie oft kreisen die Gedanken, die uns einfach nicht zur Ruhe kommen lassen: Unser Kopf wird beherrscht von Stress, Ärger und Ängsten. Und wie sehr wir uns auch bemühen, es fällt uns einfach schwer, den „Müll" in unserem Gehirn zu entleeren und abzuschalten. Meditation kann dabei helfen, den Geist zu leeren und loszulassen. Bei regelmäßigem Üben durchbrechen wir das Gedankenkarussell und können im Hier und Jetzt verweilen. Der Moment wird mit allen Sinnen intensiv wahrgenommen, der Alltag mit seinen Sorgen spielt keine Rolle mehr. Man lernt, seine Gedanken zu steuern - anstatt umgekehrt. Der Geist gewinnt an Klarheit, Körper und Seele können wieder ins Gleichgewicht gebracht werden – der Mensch findet seine Mitte wieder. Ein Gefühl des inneren Friedens stellt sich ein, Körper und Seele finden Entspannung und Ruhe. Der Meditierende kann sich von (schlechten) Gewohnheiten lösen, er erkennt die Motive seines

Handelns und gewinnt so an Weisheit. Meditation (abgeleitet von den lateinischen Wörtern „meditatio“ = „Ausrichtung zur Mitte“ und von „medius“ = „mittlerer“) beschreibt eine in vielen Religionen und Kulturen geübte spirituelle Praxis. Hierbei soll sich der Geist durch Achtsamkeits- und Konzentrationsübungen beruhigen und sammeln. Die angestrebten Bewusstseinszustände werden oft mit Begriffen wie Stille, Leere, Eins-Sein, im Hier und Jetzt sein und mit frei von Gedanken beschrieben. In östlichen Kulturen gilt das Meditieren als eine grundlegende und zentrale bewusstseinserweiternde Übung. Meditation als spirituelle Praxis ist dabei immer auch in unterschiedliche religiöse, psychologische und ethische Lehrgebäude eingebunden. In westlichen Ländern dagegen wird die Meditation auch unabhängig von religiösen Aspekten oder spirituellen Zielen zur Unterstützung des allgemeinen Wohlbefindens, zum Stressabbau und im Rahmen der Psychotherapie praktiziert. Es gibt eine fast unüberschaubare Vielfalt an Meditationstechniken, die sich nach ihrer jeweiligen religiösen Herkunft unterscheiden. Besonders im Hinduismus, Buddhismus und Taoismus besitzt die Meditation eine ähnliche Bedeutung wie das Gebet im Christentum. Neben den traditionellen Meditationstechniken werden vor allem seit den 70er Jahren des 20. Jahrhunderts im Westen viele von fernöstlichen Lehren inspirierte und an westliche Bedürfnisse angepasste Meditationsformen angeboten. Alle Meditationsarten haben das Ziel, einen vom Alltagsbewusstsein unterschiedenen Bewusstseinszustand herbeizuführen, in dem das gegenwärtige Erleben im Vordergrund steht, im Gegensatz zum gewohnten Denken fehlen Bewertungen sowie der Blick in die Vergangenheit (Erinnerung) oder in die Zukunft (Pläne, Ängste). Durch Meditation soll ein Bewusstseinszustand erreicht werden, in dem gleichzeitig äußerste klare hellwache Achtsamkeit und tiefste Entspannung möglich sind. Generell unterscheidet man zwei Gruppen von Meditationsarten: die passive (kontemplative) Meditation, die im stillen Sitzen praktiziert wird, und die aktive Meditation, bei der körperliche Bewegung, achtsames Handeln oder auch lautes Rezitieren zur Meditationspraxis gehören. Im allgemeinen Sprachgebrauch wird unter Meditation meist nur die passive Form verstanden, so wie sie bspw. in Abbildungen des meditierenden Buddhas symbolisiert wird. Zu den aktiven Mediationstechniken gehören bspw. Tantra, Yoga und die Kampfkünste. Bei der Meditation richten Sie Ihre Aufmerksamkeit ganz gezielt auf nur ein Objekt - im Unterschied zu Handlungen im Alltag, bei denen Sie sich auf wechselnde Reize konzentrieren. Als Objekt der Konzentration empfiehlt sich die Wahl eines Wortes, wie z. B. Om – So Ham - Ham - diese Laute wirken gleichzeitig beruhigend. Ziel ist es, den Geist von allen anderen Gedanken zu entleeren - wenn Ihre Gedanken abschweifen, kehren Sie unverzüglich zu Ihrem gewählten Laut zurück. Wichtig ist außerdem die Meditationshaltung, d. h. eine Körperstellung, in der Sie über längere Zeit bewegungslos verharren können. Beginnen Sie die Meditationen mit einer Dauer von 20 Minuten und steigern Sie sich langsam auf eine Stunde.

Tai Chi und Qi Gong – Meditation in Bewegung

Bei Tai Chi und Qi Gong geht es nicht um Leistungsdruck oder das Erzielen von Rekorden – im Vordergrund stehen vielmehr fließende, ruhige Bewegungen, die den Körper wieder in Balance bringen. Der Energiefluss wird angeregt, energetische Blockaden gelöst und die Selbstheilungskräfte des Körpers aktiviert. Durch die Übungen wird die Konzentration gefördert, gleichzeitig wird tiefe Entspannung und Loslassen ermöglicht.

Tai Chi – Chinesisches Schattenboxen

Tai Chi oder chinesisches Schattenboxen ist ursprünglich eine im Kaiserreich China entwickelte innere Kampfkunst. In jüngerer Zeit tritt der

Kampfkunstaspekt zurück und Tai-Chi entwickelt sich immer mehr zum Volkssport, der auch der Persönlichkeitsentwicklung und Meditation dient. Durch die weichen und fließenden Bewegungen wird der Körper in eine tiefe Entspannung versetzt, innere Ruhe und Gleichmut wird gefördert.

Qi Gong - Übung für mehr Lebensenergie

Qigong, in geläufiger deutscher Schreibweise auch Chigong, ist eine chinesische Meditations-, Konzentrations- und Bewegungsform zur Kultivierung von Körper und Geist. Zur Praxis gehören Atemübungen, Körper- und Bewegungsübungen, sowie Konzentrationsübungen. Qigong ist ein relativ junger Begriff, auch wenn es sich meist um jahrtausendealte Übungen handelt, die bereits zur alten chinesischen Kultur gehörten. Qigong bedeutet wörtlich „Energiearbeit“ und bezeichnet Übungen, die das „Qi“, also die Lebenskraft, kultivieren sollen. Hierbei heißt „Qi“ „Energie“ und das chinesische Schriftzeichen „Gong“ bedeutet „Arbeit“ oder je nach Zusammenhang auch „Übung“ oder „Aufgabe“. Die jeweiligen Übungen dienen der Anreicherung und Harmonisierung des Qi, wobei Qi (ausgesprochen „tchi“) in der chinesischen Philosophie und Medizin sowohl für die bewegende als auch für die vitale Kraft des Körpers, aber auch der gesamten Welt, steht. Die Praxis des Qigong soll die Lebensenergie stärken, das Leben verlängern und zu einer gesunden geistigen Verfassung verhelfen. Durch die einzelnen Übungen wird die Energie genährt oder aus der Umwelt aufgenommen - Der Energiefluss wird mit Qi Gong-Übungen gestärkt und somit auch das Wohlbefinden für Körper und Geist. Qi Gong umfasst ein Sammelsurium unterschiedlicher Übungen, von Dehn-Übungen bis hin zu Atem-Übungen, Laufübungen und vielem mehr. Die drei häufigsten Qigong Systeme sind die acht Brokat-Übungen, das Spiel der fünf Tiere und die sechs heilenden Laute. Die acht Brokat-Übungen sind die bekanntesten chinesischen Übungen des

Qigong, sie sind sehr einfach zu erlernen und werden meist auch an Qigong-Schulen gelehrt. Die Übungen stärken die Widerstandskraft von Körper, Atmung und Geist. Die Gelenke werden hierbei geschont, Muskel und Sehnen werden sanft gedehnt. Beim Spiel der fünf Tiere werden die Bewegungen und Eigenheiten von Hirsch, Affe, Bär, Kranich und Tiger nachgeahmt. Für jedes Tier gibt es mehrere Übungen, die den Energiefluss der Organe unterstützen und nähren, wobei Kraft und Instinkt der jeweiligen Tiere aufgenommen wird. Durch die sechs heilenden Laute wiederum soll der Körper zu einer Art innerlicher Vibration angeregt werden, so sollen Körperregionen, die durch Stimulation von außen ansonsten nicht erreichbar sind, angeregt werden.

Yoga

Yoga ist eine aus Indien stammende uralte philosophische Lehre, die eine Reihe geistiger und körperlicher Übungen (z. B. Asanas, Meditation, Askese) umfasst. Das Wort Yoga stammt aus dem Sanskrit, der alten Hochsprache Indiens, und bedeutet „anschirren“ oder „anspannen“ (von Zugtieren), was später zur Vereinigung und Integration eben der Zugtiere führen soll. Der ursprüngliche Begriff wurde von den Zugtieren auf den Menschen übertragen, im Sinne von Anspannen des Körpers an die Seele zur Sammlung und Konzentration. Yoga „schirrt“ Körper, Atem und Geist an, so dass diese ein Gespann bilden - miteinander verbunden im übertragenen Sinn. Entsprechend geht man in der indischen Lehre davon aus, dass wir unsere Gesundheit nur bewahren können, wenn wir eben diese Verbindung von Körper, Atem und Geist fördern - und genau auf diese Vereinigung zielen nahezu alle Yoga-Übungen ab. Welcher Weg zur Verwirklichung dieser Ziele eingeschlagen wird - darin unterscheiden sich die verschiedenen Richtungen des Yoga erheblich voneinander. Während Yoga in seiner ursprünglichen Form eine spirituelle Wegbeschreibung ist, deren höchstes Ziel die Erlangung der Erkenntnis des Seins ist, praktiziert man in Westeuropa und Nordamerika oft nur die körperlichen Übungen, die Asanas, losgelöst von religiösen Aspekten. Andere Yoga-Formen hingegen heben mehr den meditativen Charakter hervor, oder aber Elemente wie die Askese. Daneben sollten Atemtechniken stets fester Bestandteil der Yoga-Übungen sein. Beim Einatmen strömt die Energie in den Körper, beim Ausatmen werden Anspannungen gelöst. Zum bewussten Atmen kommen die Asanas (Körperhaltungen) hinzu, wobei es eine auffallend große Auswahl an Asanas gibt, außerdem gibt es noch Variationen dieser Asanas sowie Vorübungen. Viele der Asanas lesen sich wie die Bewohner eines Zoos, wie z. B. Kamel, Kobra, Fisch, Skorpion, Hahn und Hund. Daneben gibt es natürlich auch noch andere Asanas wie den Pflug, den Bogen, den Helden oder den Baum. Gedehnt wird bei den einzelnen Asanas stets sanft und nur so weit, wie es der Körper schmerzfrei zulässt. Der auch hierzulande immer weiter wachsenden Beliebtheit des Yoga sollten auch Sie sich nicht entziehen und die Vorteile des Yoga auf die Gesundheit schätzen lernen. Denn Yoga ist ein ganzheitlicher Weg zu körperlicher und seelischer Gesundheit. So kann Yoga zu einer Linderung bei verschiedensten Krankheitsbildern führen, insbesondere bei Herz-Kreislauf-Erkrankungen, Durchblutungsstörungen, psychischen Beschwerden wie Angstzuständen und Depressionen, Schlafstörungen, Kopfschmerzen und Rückenschmerzen. Bei den einzelnen Übungen werden Kraft, Beweglichkeit, Koordination und Muskelausdauer trainiert. Durch die Aktivierung der Muskeln, Sehnen, Bänder sowie Blut- und Lymphgefäße kommt es zu einer verbesserten Durchblutung. Die Rückenmuskulatur wird gekräftigt, was wiederum zu einer besseren

Körperhaltung führen kann. Zudem besitzt Yoga eine stark beruhigende und ausgleichende Wirkung und kann somit den Folgeerscheinungen von Stress entgegenwirken. Insbesondere dienen auch Atemübungen und Meditation dazu, zur inneren Einkehr zu gelangen. Wenn Sie sich dazu entschließen sollten, Yoga zu praktizieren, sollten Sie dies keineswegs alleine zu Hause im stillen Kämmerchen tun und Yoga nur nach Büchern erlernen. Denn Yoga ist nichts für Autodidakten - wenn man die oft komplizierten Übungen nicht richtig ausführt, ist die Gefahr einer Verletzung und von Überlastung zu groß. Daher sollten Sie Yoga nur unter Anleitung eines qualifizierten Lehrers erlernen. Möglich ist dies an Yoga-Schulen, in Fitness-Studios oder auch an Volkshochschulen. Yoga-Stile gibt es viele, streng genommen sind aber alle aus dem Hatha-Yoga entwickelt. Hatha-Yoga ist die im Westen am häufigsten praktizierte Yoga-Form und wenn man allgemein von Yoga spricht, ist meist Hatha-Yoga gemeint. Die einzelnen Übungen werden aneinandergereiht, und dann als harmonischer Übergang absolviert, ein Beispiel hierfür ist der Sonnengruß (Surya Namaskar). Der Atmung kommt hierbei besondere Bedeutung zu, nur die Kombination der richtigen Atemtechnik und der Bewegungsfolge führt zum Erfolg. Andere beliebte Yoga-Stile sind z. B. Kundalini-Yoga, Kriya-Yoga und Bikram-Yoga.

Progressive Muskelentspannung - Abbau von Stress nach Jacobsen

Die progressive Muskelentspannung wurde bereits im Jahre 1938 von dem amerikanischen Psychologen Edmund Jacobsen entwickelt, in den 60er Jahren des vorherigen Jahrhunderts kam die Entspannungstechnik auch nach Deutschland. Sie ist eine der bekanntesten Methoden zur Verminderung und Prävention von Stress, außerdem wird Stress nicht nur abgebaut, das Gehirn wird auch sensibilisiert und kann so neu auftretenden Stress schneller erkennen und vermeiden. Die Progressive Muskelentspannung ist kinderleicht zu erlernen und wirkt meist schon nach der ersten Anwendung positiv. Das Prinzip ist denkbar einfach. Verschiedene Muskelpartien werden nacheinander angespannt und nach kurzer Zeit wieder losgelassen. Durch den Kontrast von Anspannung und Entspannung der Muskeln, nimmt man die eintretende Entspannung wesentlich intensiver wahr als ohne vorherige Anspannung. Die progressive Muskelentspannung ist ohne weiteres im Selbststudium in Form einer geführten Audio-CD oder auch in einem Kurs erlernbar. Die Palette der Einsatzgebiete ist groß und reicht von Stress, Angst, Lampenfieber, Kopfschmerz, Migräne, Tinnitus bis zu Schlafstörungen, Konzentrationsstörungen und Bluthochdruck. Ideal ist auch, dass diese Methode ohne weitere Hilfsmittel jederzeit und an jedem Ort einsetzbar ist. Im Laufe der Übung werden alle Körperteile angespannt und dann wieder losgelassen, der Text für den rechten Arm lautet etwa: Spannen Sie Ihren rechten Arm an. Fühlen Sie die Anspannung. Halten Sie die Spannung kurz, dann entspannen Sie den rechten Arm. Spüren Sie, wie sich der Arm wieder entspannt, mehr und mehr? Am Ende der Gesamtübung nehmen Sie die Entspannung zurück. Räkeln und strecken Sie sich, atmen Sie tief ein und aus. Nach dem Üben werden Sie sich ganz wach und frisch fühlen.

Entspannende Musik - Klänge für die Seele

Was kann es Schöneres geben, als sich nach einem langen und harten Arbeitstag den Klängen entspannender Musik hinzugeben? Heilenden Klängen zu lauschen, die Körper und Geist entspannen, die inneren Frieden und Harmonie schenken. Keine störenden Umweltreize mehr wahrnehmen, Abstand vom Alltag und Nähe zum Selbst gewinnen, leer werden können - Klänge schweben durch den Raum - Eintauchen in eine Welt der Harmonie. Beginnen Sie den Feierabend mit einer Wellness-CD - das haben Sie sich verdient. Insbesondere Klänge aus der Natur eignen sich, Harmonie und Wohlbefinden zu verströmen, z. B. das Schweben des Windes, das Rauschen des Meeres, das Plätschern eines Baches oder das Zwitschern von Vögeln oder Gesänge von Walen. Musikalisch vielleicht noch unterstrichen von der Panflöte, der Harfe oder von Gitarren - dies lässt uns eintauchen in unbeschwerte Träumereien und heitere Gedanken an eine schöne Landschaft oder einen sorglosen Urlaubstag. Auch gregorianische Gesänge erleben eine regelrechte Renaissance, da sie sehr heilsam wirken und uns Loslassen, Entspannen und Eins-Sein ermöglichen. Kaufen Sie bei Ihrem nächsten Einkaufsbummel gleich eine CD mit singenden Mönchen, die Melodien schweben gleichsam außerhalb von Raum und Zeit und beschwören die Ewigkeit herauf. Die Tongirlande der Gesänge und die Kraft der ruhig fließenden Männerstimmen macht es fast unmöglich, nicht in einen herrlichen Zustand der vollkommenen Entspannung zu versinken. In einem immer stressiger werdenden Leben bietet der Chorgesang in seiner ursprünglichsten Form eine perfekte Möglichkeit zur Entspannung und ansteckende Momente des Glücks.

Ernährungsumstellung statt Diät

Wie wir bereits gelesen haben, sollte man – wenn man langfristig Erfolg beim Abnehmen haben möchte – die Finger von Diäten und falschen Versprechen lassen. Denn Diäten taugen meist nichts und führen oft zu anschließender Gewichtszunahme, zu noch mehr Übergewicht und noch mehr Enttäuschung und Frust. Und diese Enttäuschungen können Sie sich ruhig sparen. Stattdessen ist eine langfristige Ernährungsumstellung angesagt. Doch genau diese Vorstellung behagt vielen Menschen nicht. Für immer auf leckere Lieblingsspeisen verzichten, sich ständig kasteien? Nur noch Gedünstetes und Fades auf dem Tisch? Eis und Schokolade werden auf ewig verbannt, Kuchentafeln abgesagt, stattdessen Mohrrüben geknabbert? Jede Lebensqualität geht nun endgültig zum Teufel? Nein, darum geht es nicht. Denn bei einer Ernährungsumstellung sollte man auf nichts dauerhaft verzichten müssen, was man gerne isst. Oder mit anderen Worten: Verbote sind verboten. Denn rigide Verbote führen auf Dauer nur zu Frust und ständigen Gedanken an Lieblingsspeisen, die einem sprichwörtlich das Wasser im Mund zusammen laufen lassen. Und irgendwann kommt der Tag, an dem man rückfällig wird, gute Vorsätze links liegen lässt, und man sich buchstäblich auf die so lange entbehrten Speisen stürzt. Der gefürchtete Heißhunger lässt sich dann nicht mehr verhindern, unser Gehirn hat uns ein Schnäppchen geschlagen. Und genau das wollen und müssen wir verhindern. Deshalb sollen unsere geliebten süßen Sünden und fetten Naschereien nach wie vor zu unserem Speiseplan gehören – wahre Kalorienbomben sollten allerdings nach und nach zu einer Besonderheit und Ausnahme werden und nicht täglich unseren Speiseplan „bereichern“. Überhaupt ist gerade die langsame Umstellung des Speiseplans am leichtesten und am wirkungsvollsten zu bewerkstelligen, schlechte Ernährungsgewohnheiten sollten nach und nach abgelegt und stattdessen gesunde Nahrungsmittel mit in den Speiseplan aufgenommen werden. Denn man hat erkannt, dass es eher kontraproduktiv und auf Dauer nicht durchführbar ist, die jeweiligen Ernährungsgewohnheiten um 360 Grad umzukrempeln – man muss vielmehr jeden Menschen dort abholen, wo er gerade steht und in kleinen Schritten versuchen, aus dem alten Trott einen neuen zu machen. Und da der Mensch ein Gewohnheitstier ist und auch Essensgewohnheiten und Geschmack trainiert werden können, ist alles nur eine Frage der Zeit. Natürlich muss man bei all diesen Prinzipien und Grundsätzen auch auf individuelle Konzepte setzen. Denn nicht alle Menschen sind gleich und können deshalb auch nicht nach dem gleichen Muster „umerzogen" werden. Damit man die neue Lebensweise dauerhaft durchhält, sollte sie zu den persönlichen Vorlieben und zu den Lebensbedingungen passen.

Zeit lassen beim Abnehmen - nichts übers Knie brechen

Wie oft liest man in unseriösen Werbeanzeigen oder Ratgebern „10 kg in 10 Tagen“ und ähnliche Versprechen, die nicht glaubhaft sind, aber denen man gerne Glauben schenken möchte. Von „einfach abnehmen“, „schnell abnehmen“ und gar „abnehmen im Schlaf“ ist die Rede - die Anzahl solcher Anzeigen ist gar nicht mehr zu zählen, in fast jeder Zeitschrift sind diese zu finden. Aber so wie Ihr Gewicht auch nicht über Nacht gewachsen ist, so schnell werden Sie es auch nicht wieder los. Eile mit Weile, heißt also die Devise. Rom ist auch nicht in einem Tag erbaut worden. Radikale Diäten und den kompletten Wegfall von alten Verhaltensmustern hält niemand lange durch, deshalb gilt es, lieber eine langsame Umstellung der Ernährung vorzunehmen. Je schneller man abnehmen möchte und je eiliger man es dabei hat, desto unwahrscheinlicher ist ein dauerhafter Erfolg – ja, der Rückfall in alte Muster ist geradezu vorprogrammiert und damit auch die Rückkehr der Fettposter. Warum ist das so? Will man schnell abnehmen, und isst entsprechend wenig, senkt der Körper als Gegenmaßnahme sofort den Grundumsatz, um das liebgewonnene und scheinbar nützliche Fett nicht zu verlieren. Das ist insofern eine sinnvolle Einrichtung unseres Körpers, da dieser von Natur aus darauf eingerichtet ist, mit Hungersnöten klarzukommen und trotzdem nicht zu verhungern. Ihr Körper wird also versuchen, die Kalorien so lange wie möglich zu behalten und zu speichern, da er nicht weiß, wann er das nächste Mal wieder Nahrung zugeführt bekommt – denn Ihr Körper hat die Eigenschaft, sich vor schnellem Abnehmen zu schützen, um in Notzeiten zu überleben. Wenn man dem Körper erheblich weniger Nahrung zufügt als er verbraucht, kommt es nach etwa drei Tagen zum so genannten Hungerstoffwechsel. Während dieser Hungerszeit kommt es zu einer Anpassung (Adaption) des Körpers an den Mangel. Der Grundumsatz wird gesenkt und das Stoffwechselgeschehen verlangsamt, außerdem werden die inneren Organe in einen Sparmodus versetzt, so dass sie nicht mehr optimal arbeiten können. Der Stoffwechsel kann sich um sage und schreibe 50 % reduzieren. Und schon sitzen wir in der Falle. Denn zum Abbau von Fettpolstern kommt es bei schnellen und unkontrollierten Blitzdiäten nur in geringem Maße, zunächst verliert der Körper in der Regel hauptsächlich Wasser sowie kurzfristig verfügbare Energie aus Muskelzellen. Der Verlust von Muskelmasse ist beim Abnehmen aber fatal, denn mit dem Verlust an Muskelmasse sinkt auch wiederum der Grundumsatz. Außerdem werden im Rahmen von Radikaldiäten großen Mengen an Stresshormonen freigesetzt, was einer weiteren Gewichtszunahme Vorschub leistet. Weiterer Nachteil ist, dass der erniedrigte Grundumsatz auch nach dem Ende der Diät für geraume Zeit bestehen bleibt. Werden nach einer Diät nun die alten Ernährungsgewohnheiten wieder aufgenommen, hat dies im Regelfall aufgrund der beeinträchtigten Leistungsfähigkeit und des geringen Grundumsatzes eine stark beschleunigte Gewichtszunahme zur Folge. Außerdem drängt das Appetitzentrum nun auf möglichst große Essmengen. Die Abnehmmission ist also vorerst gescheitert. Abhängig vom Verlust an Muskelmasse, der Stärke der Veränderung der Ernährungsgewohnheiten und der Schnelle der Durchführung der Diät kann die Gewichtszunahme sehr schnell erfolgen. Trauriges Resultat ist also, dass man die mühsam verlorenen Pfunde ganz schnell wieder auf den Rippen hat. Die gute alte FDH (Friss die Hälfte)-Diät hat also längst ausgedient. Wer dauerhaft erfolgreich abnehmen will, sollte also auf jeden Fall langsam abnehmen. Gut Ding will Weile haben, lautet hier die Devise. Gleichzeitig kann nur eine nachhaltige Änderung der Ernährungs- und Lebensgewohnheiten Erfolg bringen – was auch am besten Schritt für Schritt zu bewerkstelligen ist.

Tipps rund ums Abnehmen

Geschmack kann man trainieren

Was uns schmeckt, ist zum Großteil durch Erziehung und Gewohnheiten bestimmt - bereits im Mutterleib wird Geruch und Geschmack der von der Mutter konsumierten Speisen auf das Ungeborene übertragen. Davon profitiert die Nahrungsmittelindustrie, die unseren Gaumen an alle erdenklichen Zusatzstoffe und Geschmacksverstärker gewöhnt - der Kunde wird regelrecht süchtig nach Fertigprodukten und kauft diese immer und immer wieder. Unser Geschmackssensorium wird durch alle Arten von Aromastoffen überstimuliert und empfindet bei natürlicher Nahrung keinen ausreichenden Reiz mehr. Positiv ist aber, dass das Geschmacksempfinden ausgetüftelt ist und sich auch wieder umtrainieren lässt. Versuchen Sie also, Ihren Geschmack nach und nach an unverfälschte Nahrung zu gewöhnen und erlernen Sie den Genuss naturnaher Kost.

Nach und nach geht's leichter

Beginne nicht mit einem großen Vorsatz, sondern mit einer kleinen Tat, heißt ein weiser Spruch, der auch in Bezug auf unser Essverhalten Gültigkeit hat. Unsere oft über Jahre und Jahrzehnte erworbenen Essgewohnheiten lassen sich nicht von heute auf morgen über den Haufen rennen. Zuviel Antrieb schadet der Sache eher und lässt Sie vorzeitig aufgeben. Krempeln Sie Ihre Essgewohnheiten langsam und schrittweise um - öfters Fisch anstelle von Fleisch, Datteln am Nachmittag anstelle von Pralinen, und Kartoffeln anstelle von Weißmehl-Nudeln. So kommen Sie langsam, aber sicher ans Ziel.

Abwechslung

Bringen Sie Abwechslung in Ihren Speiseplan und erteilen Sie jeder Eintönigkeit eine klare Absage. So stellen Sie nicht nur sicher, dass Sie von allen Vitaminen, Mineralstoffen und Spurenelementen eine ausreichende Menge aufnehmen - gleichzeitig verhindern Sie durch das ständige Wiederholen der Speisen ein Zuviel an Schadstoffen, die in bestimmten Nahrungsmitteln gehäuft vorkommen. Da jedes Lebensmittel auch sein ganz eigenes Spektrum an wertvollen Inhaltsstoffen birgt, ist eine ausgewogene Ernährung immer auch vielfältig und abwechslungsreich. Und Kurzweil im Ernährungsplan macht Spaß und lässt uns die Nahrung nochmal viel besser schmecken.

Mahlzeiten notieren - führen Sie ein Ernährungstagebuch

Notieren Sie zumindest für einen gewissen Zeitraum alle Mahlzeiten, die Sie essen – vergessen Sie dabei auch nicht kalorienhaltige Getränke oder die kleinen Naschereien zwischendurch. Mit Hilfe des Ernährungsplans erkennen Sie schnell, wie viel Sie tatsächlich essen, wie oft und bei welchen Gelegenheiten. Außerdem kommen Sie auf diese Weise typischen Schwachstellen und verführerischen Situationen leichter auf die Spur.

Essen mit Genuss und Freude

Essen sollte stets ein Genusserlebnis sein, ein Fest für Augen und Gaumen. Lassen Sie also bei Beachtung aller Spielregeln niemals den Genuss außer Augen. Machen Sie jede Ihrer Mahlzeiten zu einem kleinen Fest. Richten Sie ihr Essen auf schönem Geschirr an, zerschneiden Sie es mit edlem Besteck und legen Sie stets schöne Servietten parat. Warum sollten Sie zu einem schönen Essen nicht auch Kerzen anzünden und im Hintergrund leise und unaufdringlich klassische Musik spielen lassen? Zelebrieren Sie ihre Mahlzeiten, genießen Sie diese. Studieren Sie nicht zwanghaft Kalorien- und Ernährungstabellen, sondern hören Sie auf Ihren Instinkt, der Ihnen den richtigen Weg weist. Sich gesund ernähren, heißt keinesfalls, zu verzichten, und sich zu kasteien. Auch der übermäßige Drang nach gesunder Ernährung kann wiederum ungesund sein - also das Gesamtkonzept im Auge behalten, und sich nicht an Kleinigkeiten festhalten. Nehmen Sie also Bagatellen nicht zu ernst, sondern seien Sie sich gewahr, dass auch der Weg das Ziel ist. Und seien Sie, während Sie essen, mit voller Konzentration bei den Mahlzeiten, legen Sie die Zeitung oder das Kreuzworträtsel beiseite und genießen Sie jeden einzelnen Happen. Die Zeitung kann warten bis später und keine Büroarbeit ist so wichtig, als dass sie während des Essens erledigt werden müsste.

Wir essen zu viel

Einer der gröbsten Ernährungsfehler, dem wir fast ohne Ausnahme unterliegen, ist das tägliche Zuviel an Nahrung. Nehmen Sie doch einmal Papier und Stift zur Hand und schreiben Sie haargenau auf, was Sie den lieben langen Tag über an Nahrung zu sich nehmen. Vermutlich werden Sie im Angesicht des Ergebnisses die Hände über dem Kopf zusammenschlagen und sich die Haare raufen. Und damit stehen Sie nicht allein auf weiter Flur, fast jeder von uns isst zu viel. Der Nachschlag nach dem Mittagessen, der kleine Nachtisch, der Kuchen zum Kaffee. Die Liste ließe sich endlos fortsetzen. Die Nahrungsmittelindustrie hat diesen Trend gerne aufgegriffen, sind doch im Laufe der Jahrzehnte die Portionsgrößen immer größer geworden - das Eis, die Chipstüte, alle fertig verpackten Lebensmittel sind über die Jahre einer wundersamen Vergrößerung anheimgefallen. Daher sollten Sie sich vergegenwärtigen, dass ein Übermaß an Nahrung eine der gröbsten Ernährungssünden ist - Sie dürfen ausnahmslos alles essen, jedoch sollten Sie immer das richtige Maß halten.

Dinner Cancelling

Als Dinner-Cancelling bezeichnet man eine Ernährungsweise, bei der ab einem bestimmten Zeitpunkt am frühen Abend auf Nahrung verzichtet wird. Was für viele Hollywoodschauspielerinnen mittlerweile zur Gewohnheit geworden ist wie das tägliche Zähneputzen, sollten auch Sie gelegentlich zur Erzielung einer ausgewogenen Kalorienbilanz beherzigen. Durch Verzicht auf Nahrung am Abend soll dem Körper außerdem Gelegenheit gegeben werden, sich zu regenerieren, also liefert Dinner Cancelling auch einen wertvollen Beitrag zum Anti-Aging. Das Ausfallenlassen der späten Mahlzeiten kann sogar zu einer guten Gewohnheit werden. Denn wird morgens Energie für den ganzen Tag benötigt und erinnert mittags lästiges Magenknurren an die Aufnahme einer geregelten Mahlzeit, so kann das Ausfallen des Abendessens uns auf einen ruhigen Abend einstimmen und unser Körper kann sich auf wichtige Stoffwechselvorgänge besinnen. Zumal oft gerade abends Ernährungssünden begangen werden, beispielsweise wenn man es beim Krimi vor Spannung kaum noch aushält und sich durch den Griff zur Chipstüte ablenken und beruhigen muss.

Drei Mahlzeiten kontra fünf Mahlzeiten

Lange Zeit wurde von Ernährungsexperten die Aufnahme von täglich fünf Mahlzeiten postuliert. So sollte gewährleistet werden, dass man genügend Nährstoffe aufnimmt und nicht in plötzliche Heißhungerattacken verfällt. Dieses Postulat hat sich jedoch zwischenzeitlich als zum Teil kontraproduktiv herausgestellt, da ein ständig hoher Insulinspiegel dem Fettabbau entgegensteht. Denn ein hoher

Insulinspiegel führt zur Einlagerung von Fett und fördert damit die Entstehung von Übergewicht. Mittlerweile gibt es keine allgemeingültige Empfehlung bezüglich der Anzahl der täglichen Mahlzeiten mehr, es formieren sich jedoch immer mehr Gegner der 5 Mahlzeiten-Regel. Wichtig ist jedoch auf jeden Fall, auf regelmäßige Mahlzeiten zu achten, damit der Blutzuckerspiegel nicht zu tief absackt. Eine Rolle spielen natürlich auch die individuellen Gegebenheiten des Tagesablaufs und die persönlichen Vorlieben. So gehören Zwischenmahlzeiten in unserem Kulturkreis schon fast zu einem Ritual - der Pausensnack für den Energieschub am Vormittag und auch der Kaffee am Nachmittag wird selten ohne Beikost genossen. Mahlzeiten zu festen Zeiten, möglichst noch im Familienverband eingenommen - wie in früheren Zeiten, als die ganze Familie um den Tisch versammelt war, sich gegenseitig über die Ereignisse des Tages informierte, während die Hausfrau die Schüsseln reichte - sollten wieder überdacht und in neue, sinnvolle Ernährungsformen mit aufgenommen werden. Denn ein einsames und heimliches Futtern aus versteckter Tüte hat selten froh und schlank gemacht.

Richtiges Kauen - von den Kühen lernen

Auch von unseren tierischen Freunden, den Kühen, kann der Mensch noch einiges abschauen und lernen: etwa gründliches Kauen. Denn wer kaut heutzutage seine Nahrung noch gründlich und bewusst? Die wenigsten von uns nehmen sich Zeit zum genussvollen Essen. Morgens rasch die Stulle im Auto, zum Mittagessen dann die Pizza im Stehen, nachmittags der Apfel am Computer und der Schokoriegel am Telefon. Immer muss es schnell gehen, da bleibt kaum Zeit, Bissen für Bissen zu kauen. Statt zu essen schlingen wir regelrecht. Gründliches Kauen ist aber für die Vorbereitung und Verwertung unserer Nahrung immens wichtig - so wird durch Kauen und durch die Enzyme im Speichel bspw. das Brotstück in seine einzelnen Bausteine zerlegt - vor allem in Stärke- und Zuckermoleküle. Da durch langsames Kauen die Zerlegung der Nahrung schon vorbereitet wird, treten Verdauungsbeschwerden wie Sodbrennen oder Blähungen seltener auf. Nicht zu Unrecht sagt der Volksmund „gut gekaut ist halb verdaut". Und weil richtiges Kauen auch eine regulierende Wirkung auf die Insulinausschüttung und -produktion hat, bedeutet anhaltendes Kauen letztlich sogar eine Vorbeugung gegen Diabetes und Übergewicht. Aber was heißt gründliches Kauen eigentlich genau, werden Sie vielleicht fragen. Als Faustregel gilt, dass jeder Bissen 32 Mal gekaut werden sollte. Wem das zu umständlich oder zu kompliziert ist, kann stattdessen auch so lange kauen, bis die Nahrung flüssig geworden ist.

Man ist, was man isst

Dieser Spruch des französischen Denkers Brillat-Savarin ist nicht etwa eine abgedroschene Phrase, sondern birgt viel Wahrheit in sich. So ist das Körpergewicht, das wir mit uns schleppen, nicht nur Ausdruck eines guten oder schlechten Stoffwechsels, wie wir oft entschuldigend erklären - sondern zum Großteil Resultat unserer täglichen Ernährungsgewohnheiten. Und das schlechte und fahle Erscheinungsbild der Haut „verdanken“ wir nicht nur schlechten Genen - sondern hauptsächlich ungesunder Ernährung oder gar dem Rauchen. Eine fortschreitende Vergesslichkeit ist nicht nur auf das Alter zurückzuführen - sondern möglicherweise auch auf einen erhöhten Konsum an Alkohol. Auch das Bierchen am Mittag und der Rotwein am Abend addieren sich. Viel zu leicht sind wir dazu geneigt, unser Erscheinungsbild und unseren Gesundheitszustand auf schlechte Gene oder sonstige Umstände zurückzuführen. Aber Krankheiten fallen nicht vom Himmel und suchen uns nicht immer schicksalshaft heim, sondern sind häufig hausgemacht. Übergewicht kommt auch nicht über Nacht, sondern ist das Ergebnis jahrelanger Fehl- und Überernährung. Dies können wir uns gar nicht oft genug vergegenwärtigen. Und zwar am besten bei jedem Bissen, den wir zu uns nehmen. Stellen Sie sich doch bitte bildlich vor, wie Ihr Körper sich freut und regelrecht aufblüht, wenn Sie ihn mit Obst und Gemüse verwöhnen. Und denken Sie daran, wie Ihr Körper gleichsam einer vernachlässigten Blume verwelkt und traurig das Köpfchen hängen lässt, wenn Sie ihn mit Süßigkeiten und fetten Gerichten mästen. Solche anschaulichen Bilder sind ungeheuer hilfreich und verfehlen ihre Wirkung nicht - probieren Sie es gleich bei der nächsten Mahlzeit aus. Unsere Essgewohnheiten widerspiegeln mehr als uns oft bewusst ist, unsere Werte und unsere gesamte Lebenseinstellung. So verzichtet der Vegetarier meist nicht aus gesundheitlichen, sondern aus ethischen Gründen auf Fleisch, der Naturschützer kauft seine Lebensmittel im Bioladen, und der Menschenfreund achtet auf fair-trade-Kaffee. So kommen in unseren Essgewohnheiten immer auch unsere Identität und unsere Werte zum Ausdruck.

Die Basics für eine gesunde Ernährung

- Süßigkeiten, Chips und andere Knabbereien - nur ganz sparsam genießen
- Öle, Fette, Nüsse - täglich, aber nur mit Maß
- Milch, Milchprodukte, Eier, Fleisch, Fisch - täglich in ausreichendem Maß
- Getreideprodukte (am besten Vollkorn), Kartoffeln, Hülsenfrüchte - zu jeder Hauptmahlzeit
- Gemüse und Früchte - mindestens 5 am Tag
- Getränke - ungesüßt und über den ganzen Tag verteilt

Am besten und nachhaltigsten nimmt man mit einer gesunden und möglichst naturnahen Ernährung ab. Denn Nahrungsmittel sind in ihrem natürlichen, weitgehend unverarbeiteten Zustand das Beste, was wir unserem Körper bieten können, um ihn optimal zu versorgen und gesund zu erhalten. Eine gesunde Ernährung bedeutet auch, nicht zu fett essen, nicht zu süß und nicht zu üppig. Vor allem viel frisches Obst und Gemüse sollte täglich auf Ihrem Speiseplan stehen, dagegen möglichst wenig verarbeitete Produkte und Fertiggerichte. Die Grundlage einer gesunden Ernährung stellt die sogenannte Nahrungsmittelpyramide dar. Der breite untere Teil dieser Nahrungsmittelpyramide ist Wasser, getrunken über den ganzen Tag verteilt. Wasser ist zum einen ein ausgezeichneter Appetitstiller, außerdem ist ohne ausreichendes Wasser kein menschliches Leben möglich. Alle Organe benötigen für ihre vielfältigen Aufgaben Wasser, der Stoffwechsel kann nur bei genügender Flüssigkeitszufuhr seinen zahlreichen Aufgaben nachkommen. Trinken wir zu wenig, ist die Blutzirkulation beeinträchtigt, Kreislaufprobleme bis hin zur Verwirrtheit sind die Folge. Zweiter Teil der Nahrungsmittelpyramide stellt mit ausgedehnter Basis die Gemüse- und Obstabteilung dar. Gemüse und Obst versorgen unseren Körper mit ausreichend Vitaminen, Mineralstoffen, Spurenelementen und den so wichtigen sekundären Pflanzeninhaltsstoffen - bei gleichzeitiger Zufuhr von Ballaststoffen und niedriger kalorischer Belastung. Ein Verzehr von 5-10 Portionen Gemüse und Obst pro Tag wird als ideal angesehen. Die Pyramide verengt sich zunehmend und verschmälert sich: Als nächste Stufe finden wir die Kohlenhydrate, die unseren Körper mit Energie versorgen und welche die am leichtesten verfügbare Energiequelle darstellen. Bevorzugt sollten Sie möglichst wenig verarbeitete Vollkorngetreide verzehren, da diese reich an Ballaststoffen sowie Mineral- und Nährstoffen sind. Außerdem sorgen Vollkornprodukte für ein lang anhaltendes Sättigungsgefühl. Nächster Abschnitt der Pyramide sind Milch- und Milchprodukte wie Joghurt und Käse. Diese liefern unserem Körper an erster Stelle wertvolles Eiweiß, zudem sind sie auch fleißige Calciumspender und sorgen für ein starkes Knochengerüst. 3-6 Portionen an Milchprodukten sollten auf Ihrem täglichen Speiseplan stehen. Nur wenig Raum räumt die Pyramide Fleisch, Fisch und Eiern ein. Nur in Maßen dürfen Sie diese Produkte verzehren. Aus der umfangreichen Palette der tierischen Lebensmittel sollten Sie dem Fisch Priorität einräumen, aufgrund der so wertvollen und vom Körper nicht selbst produzierten mehrfach ungesättigten Fettsäuren. Ebenso werden Öle und Fette von unserem Körper aufgrund ihres hohen Gehalts an ungesättigten Fettsäuren benötigt, sie sollten jedoch wegen ihrer hohen Kaloriendichte nur sehr sparsam verwendet werden. Öle und Fette sorgen zudem für eine Aufnahme von fettlöslichen Vitaminen. Die Spitze der Pyramide wird von den Süßigkeiten gebildet. Die süßen Verführer wie Schokolade und Eiscreme sollten besonderen Anlässen vorbehalten sein und keineswegs täglich verzehrt werden. Das gleiche gilt für Knabbereien wie Chips und Flips sowie wie für süße Getränke.

Bewegung ist Leben

Ein ganz wichtiger Schritt zur Erzielung einer schlanken Figur ist ein gesundes Maß an richtiger Bewegung. Und genau da liegt das Problem der heutigen Zeit. Während der Mensch in früheren Zeiten in Ermangelung moderner Verkehrsmittel wie Auto, Bus und Bahn ganz selbstverständlich große Strecken zu Fuß zurücklegen musste, steht dieser sinnvollen Bewegung heute eine überwiegend sitzende Lebensweise gegenüber. Bei der Arbeit sitzen oder stehen wir vorwiegend, und nach Feierabend verbringen wir einen Großteil unserer Freizeit sitzend vor dem Fernseher und Computer, oder wir entspannen genüsslich im Kino oder Theater. Wissenschaftliche Studien schlagen derweil Alarm: Die Hälfte der 30-59 jährigen Frauen und Männer treibt gänzlich überhaupt keinen Sport. Der Mangel an körperlicher Bewegung ist mittlerweile zu einem ernsten Problem geworden. Folgen sind neben Übergewicht mangelnde körperliche Fitness, Herz-Kreislauferkrankungen, Rückenleiden sowie eine geringe geistige Leistungsfähigkeit. Bewegungsmangel aber macht dick und krank. Denn wir sind viel mehr in die Gesetzmäßigkeiten der Natur eingebunden, als wir gemeinhin glauben. Unser Körper ist dafür vorgesehen, ständig in Bewegung zu sein. Wollen wir dann endlich schlank und fit werden und kommen in die Pötte, so übertreiben wir es oft gleich maßlos: Wir überlasten uns im Fitness-Studio beim Hantel-Stemmen oder bei einseitigen Sportarten wie Tennis, und in guter Absicht erreichen wir oft nur das Gegenteil. Gesundheitliche Beschwerden wie Gelenk-Erkrankungen stellen sich ein und als Folge davon verlieren wir wieder die Freude an der Bewegung. Was tun, lautet nun die Frage, wie kann man diesem verderblichen Teufelskreis entkommen? Es gilt, nur ein paar ganz einfache Regeln zu beherzigen und eine sinnvolle Bewegung zu praktizieren, die sich auf alle Bereiche unseres Lebens positiv auswirkt.

Bewegung: Jedem das seine

Sportliche Betätigung muss Spaß machen, damit man am Ball bleibt. Deshalb ist es wichtig, dass Sie je nach Neigung eine Sportart auswählen, die Ihnen Freude bereitet. Sie sollten die sportliche Betätigung genießen, denn so schaffen Sie den richtigen Ausgleich zur Arbeit und werden schnell Erfolge verbuchen. Probieren Sie am Anfang verschiedene Sportarten aus, um herauszufinden, welche Ihnen am besten liegt. Denn Sport sollte keinen Stress und keinen Zwang bedeuten. Denn Stress in Verbindung mit Sport ist zusätzlich zum nicht immer vermeidbaren Stress im Beruf und Privatleben der Gesundheit alles andere als zuträglich. Nach den Anforderungen des Alltags sollte Sport Gelegenheit zur Erholung und Wohlbefinden bieten.

In der Gemeinschaft geht's leichter

Trainieren Sie am besten mehrmals in der Woche

zu regelmäßigen Zeiten. Optimal ist es, wenn Sie zusammen mit Freunden oder Kollegen trainieren. So können Sie sich stets gegenseitig motivieren und obendrein macht das gemeinschaftliche Training viel mehr Freude als Sport im Alleingang.

Keine Überlastung

Man sollte sich und seinem Körper auf keinen Fall zu viel zumuten, um nicht die Freude am Sport zu verlieren. Sport sollte Spaß machen und keine Qual sein – verlangen Sie Ihrem Körper also nicht zu viel ab. Beim Übertraining riskiert man Verletzungen und Erschöpfungszustände - also lieber länger und locker als kurz und intensiv trainieren. Auch hinsichtlich einer ausgewogenen Säure-Basen-Bilanz ist eine Überlastung beim Sport unbedingt zu vermeiden, da bei zu starker Beanspruchung des Organismus zu viel Milchsäure entsteht, die im Körper wiederum vielfache Schäden verursacht. Dies kann man sich so vorstellen: Bei zu großer Belastung muss in kurzer Zeit eine große Energiemenge produziert werden. Da die normale Sauerstoffzufuhr hierfür nicht ausreicht, muss Energie ohne den wichtigen Sauerstoff bereitgestellt werden. Diesen Prozess bezeichnet man auch als anaerob. Als Abfallprodukt des anaeroben Stoffwechsels entsteht die lästige Milchsäure. Um abtransportiert werden zu können, muss die im Muskel entstandene Milchsäure zu Kohlendioxid und Wasser verstoffwechselt werden. Eine Übersäuerung ist vorprogrammiert.

Bewegung im Alltag

„Jeder Gang macht schlank" - wie viel Wahrheit steckt in diesem Satz. Bauen Sie möglichst viel Bewegung ganz selbstverständlich in Ihren Alltag ein. Viel gewonnen haben Sie schon, wenn Sie statt das Auto zu benutzen, zu Fuß zur Arbeit gehen oder mit dem Rad fahren. Wählen Sie stets Treppen statt bequem mit dem Lift zu fahren - nicht umsonst wird Hollywoodschönheiten Treppensteigen als Geheimtipp von ihren Personaltrainern verordnet.

Ausdauersport

Wer abnehmen will und lästigem Übergewicht Einhalt gebieten möchte, kommt nicht umhin, Sport zu treiben, eine Ernährungsumstellung allein führt nicht zum Ziel. Denn eine Diät ohne zusätzlichen Sport führt – wie wir bereits gelesen haben – zum Absenken des Grundumsatzes sowie zu vermehrtem Muskelabbau, da der Körper sich mit der Zeit an die Entbehrung anpasst. Der positivste Effekt vom Ausdauersport ist der gesteigerte Verbrauch von Kalorien, so dass lästige Fettdepots schrumpfen. Neben einem Anstieg des Arbeitsumsatzes kommt es auch beim Ausdauersport zu einem Zuwachs an Muskelmasse, wodurch wiederum der Grundumsatz steigt. Neben dem höheren Energieverbrauch wird außerdem auch der Stoffwechsel auf angenehme Weise angekurbelt. Zu beachten ist in diesem Zusammenhang, dass die Fettspeicher nicht erst nach einem Bewegungstraining von mindestens 20 Minuten angegriffen werden, wie man lange fälschlicherweise glaubte. Fakt ist, dass der Körper bei richtiger Belastungsintensität von der ersten Minute an Fett verbrennt. Lange wurde nämlich behauptet, dass bei aerober Betätigung zunächst die Glykogenspeicher aufgebraucht werden und erst nach dieser Phase, also nach 20 bis 30 Minuten, die Fettspeicher zur Energiegewinnung herangezogen werden. Das ist mittlerweile widerlegt, selbst bei aerober Betätigung werden von Anfang an auch Fettzellen verbrannt. Deshalb reichen gerade bei untrainierten Personen zu Beginn Trainingseinheiten von zehn Minuten völlig aus. Beim Ausdauersport steht - wie der Name sagt - die Ausdauer im Vordergrund, wobei die Bewegung bei relativ niedriger Intensität erfolgt. Diese Intensität sollte über eine möglichst lange Zeit aufrechterhalten werden, ohne dass es zu einer vorzeitigen körperlichen bzw. geistigen Ermüdung kommt, außerdem sollte sich der Körper so schnell wie möglich wieder regenerieren. Für die Fettverbrennung ist eine gleichbleibende Pulsrate ideal, die mit leichtem Training erreicht wird. Mit der Zeit kann die Intensität des Trainings gesteigert werden. Beim Ausdauersport wird aber nicht nur überschüssiges Fett abgebaut, bei diesem gesunden Ganzkörpertraining wird auch der Kreislauf auf positive Weise angekurbelt, das Herz arbeitet effizienter und der Ruhepuls sinkt. Weiter wird das Immunsystem gestärkt, zudem wird sogar bestimmten Krebserkrankungen vorgebeugt. Regelmäßige körperliche Betätigung fördert ganz nachhaltig das Wohlbefinden und eine innere Ausgeglichenheit, die wiederum aufkeimende Depressionen in die Schranken verweist. Am besten bewegen Sie sich täglich, und zwar möglichst 45 Minuten. Ratsam ist es auf jeden Fall, mindestens eine Ausdauersportart zu betreiben. Das kann Wandern, Schwimmen, Radfahren oder Tanzsport sein. Wechseln Sie ruhig regelmäßig zwischen den einzelnen Ausdauersportarten ab, damit sich niemals Monotonie und Langeweile einstellen. Denn Sport sollte niemals nur Mittel und

Zweck zum Abnehmen sein, sondern immer auch ein Stück Lebensqualität.

Bewegung für Körper und Seele

Ein gesunder Geist steckt in einem gesunden Körper („Sana mens in sano corpore“) - frei zitiert nach Juvenal. Welchen Einfluss körperliche Bewegung auf Geist und Seele ausübt, war schon im alten Rom bekannt. Heute weiß man, dass Ausdauersport die Ausschüttung von Endorphinen fördert - das sind körpereigene Botenstoffe, die Glücksgefühle vermitteln. Eine Droge also ohne Nebenwirkungen, wirken die körpereigenen „Pillen“ doch auf breiter Basis und können mehr als Zufriedenheit und Glücksgefühle vermitteln: Ein gesunder, tiefer Schlaf wird gefördert, Leistungsfähigkeit und Konzentration verbessern sich. Depressive und ängstliche Verstimmungen werden gelindert.

Laufen, Laufen, Laufen

Eine der besten Bewegungstherapien ist ganz einfach und von jedermann zu praktizieren: das Wandern an der frischen Luft. Man braucht keine teure Ausrüstung, kein Fitness-Studio, keine teuren Gerätschaften, und diese Bewegungsform ist überall möglich. Hier sind keine Höchstleistungen in Form von Jogging gemeint, sondern einfach zügiges Laufen an der frischen Luft. Alles was Sie dazu brauchen, sind ein paar gute Wanderschuhe und zweckmäßige Freizeitkleidung. Und los kann's gehen. Laufen wirkt sich in vielerlei Hinsicht positiv auf unseren Körper aus – nicht nur beim Gang auf die Waage. Zum einen hat Wandern einen positiven Einfluss auf Knochen und Gelenke, zum anderen wirkt sich das Lauftraining nützlich auf Herz und Kreislauf aus. Um eine optimale Wirkung zu erzielen, sollten Sie ruhig ab und an leichte Steigungen erklimmen: Denn wenn das Herz hüpft, arbeitet dieses besonders gut und wird geschmeidig und gesund erhalten. Durch Bewegung an der frischen Luft wird außerdem das Immunsystem aktiviert, durch die Einwirkung verschiedener Klimareize werden die Abwehrkräfte aktiviert. Deshalb am besten bei Wind und Wetter an die frische Luft gehen, denn wie heißt es so schön: Es gibt kein schlechtes Wetter, nur schlechte Kleidung. Ein ganz wesentlicher Aspekt beim Wandern ist auch der Naturaspekt. Durch das Betrachten der verschiedenen Landschaften im Laufe der Jahreszeiten beruhigt sich der Geist und die Seele jubiliert beim Genießen der vielfältigen Eindrücke der Natur. Machen Sie sich bei Ihrem nächsten Spaziergang alle diese Eindrücke ganz bewusst und lassen sie diese gezielt auf sich wirken: Der Ast, der im Wind weht. Der erste Strahl der Sonne im Frühling. Erleben Sie die Natur jeden Tag von neuem.

Tanzsport

In Zeiten von chronischem Bewegungsmangel ist

gerade Tanzsport als Einstieg geeignet, um Couch-potatoes an Bewegung mit Spaß heranzuführen und ihnen zu zeigen, wie viel Freude es machen kann, den Körper auf angenehme Weise einmal richtig zu fordern – und ganz nebenbei spielend leicht Gewicht zu verlieren. Tanz ist ein elementares Ausdrucksmittel des Menschen - es gibt verschiedene Tanzarten schon so lang wie die Menschheit selbst. Tanzen ist ferner eine der geselligsten Sportarten überhaupt, in angenehmer Gemeinschaft werden Kontakte zu anderen Tänzern geknüpft. Tanzen ist auch ein Sport, für den es nie zu spät ist und der für jedes Alter geeignet ist. Die gesamte Muskulatur wird beim Tanzen gefordert, es ist die ideale Ausdauersportart mit positiver Wirkung auch auf das Herz-Kreislauf-System. Aber auch die seelische Gesundheit kommt nicht zu kurz, drückt doch keine zweite Sportart so wie Tanzsport Lebensfreude aus - beschwingende Musik, gemütliche Räumlichkeiten und elegante Kleidung wirken wie Balsam auf unsere Seele. Ob klassische Standardtänze wie Walzer oder Fox, feuriger Flamengo oder rassige Tänze wie Salsa und Rumba - finden Sie heraus, welche Tanzart Ihnen am besten gefällt und welche am besten zu Ihnen passt und machen sie diesen Schritt zu Ihrem Lieblingstanz.

Schwimmen

Schwimmen ist eine äußerst gesunde Ausdauersportart, die nicht nur Spaß macht und fit hält, sondern auch noch unsere Gelenke schont. Schwerelos gleiten und schweben wir durchs Wasser und entspannen uns hierbei auf angenehmste Weise. Besonders auch wenn starkes Übergewicht vorliegt und andere Sportarten deshalb anfänglich nicht ausgeübt werden können, ist Schwimmen empfehlenswert - wird doch der Körper zu einem großen Teil vom Wasser getragen und lastet das Gewicht daher nicht auf den Gelenken. Auch wer an Gelenkproblemen und -schmerzen leidet und beim Joggen oder Walken bei jedem Schritt Schmerzen verspürt, wird das Eintauchen ins kühle Nass als reinste Wohltat erleben. In fast jeder Stadt kann glücklicherweise relativ kostengünstig in städtischen Hallenbädern trainiert werden. Und was gibt es im Urlaub Herrlicheres als im Meer zu schwimmen, die Freiheit des Ozeans zu spüren, über sich der weite Himmel und um sich die Sonne, die sich im Meer spiegelt.

Radsport

Auch Rad fahren ist ein gesunder Ausdauersport, der Spaß macht und von jedermann zu praktizieren ist. Im Gegensatz zum Lauftraining stellt Rad fahren auch eher eine moderate Herz-Kreislauf-Belastung dar, die es fast jedem ermöglicht, auch im untrainierten Zustand längere Fahrten zu unternehmen. Ein weiterer Vorteil gegenüber dem Laufen ist, dass die Gelenke bewegt und trotzdem geschont werden, da diese nicht durch ihr Eigengewicht belastet werden. Rad fahren bietet zudem einen extrem hohen Erlebniswert, da man in kurzer Zeit viele Landschaften, Städte und Sehenswürdigkeiten passiert. Beim Radsport wird das Herz-Kreislauf-System ertüchtigt, die Muskulatur wird trainiert, man verliert Gewicht - und das alles idealerweise in Gesellschaft und in angeregter Unterhaltung mit lieben Mitmenschen.

Auf dem Rücken der Pferde liegt das Glück der Erde

Bei kaum einer anderen Sportart ist man der Natur und dem Himmel näher als beim Reiten. Beschwingt und heiter auf dem Rücken des Pferdes verbindet man beim Reiten den sportlichen Nutzen mit der Wahrnehmung der verschiedenen Landschaftseindrücke beim Trab oder Galopp. Eine ganz wichtige Rolle spielt auch das sogenannte heilpädagogische Reiten, das als Therapie bei psychischen Krankheitsbildern und Verhaltensauffälligkeiten eingesetzt wird. Über das Medium Pferd werden gerade bei Menschen mit psychischen Krankheiten alle Sinne angesprochen, durch die Nähe und den Kontakt zum Tier können seelische Blockaden aufgelöst werden.

Langlauf - entlang der winterlichen Idylle

Was gibt es Schöneres, als frische Schneeluft einzuatmen und im Gleichschritt mit der Natur schneeverhangene Tannen und Fichten und liebliche Wälder zu passieren? Gerade im Winter bietet Langlaufsport eine ideale Gelegenheit, überflüssigen Speckpolstern an den Kragen zu gehen, die eingerosteten Gelenke wieder zu schmieren, einfach raus in die Natur zu gehen anstelle sich träge in die warme Stube zurückzuziehen. Langlauf fordert aber nicht nur unsere Gelenke und Muskeln, durch das Einatmen der reinen, frischen Luft wird unser Immunsystem gestärkt, so dass es bestens gewappnet ist für die bevorstehende Erkältungszeit. Skilanglauf ist auch deshalb eine so wertvolle Sportart, da es das perfekte Ausdauertraining ist, zudem noch gelenkschonend, bei geringem Verletzungsrisiko. Langlaufsport hat ebenfalls einen positiven Einfluss auf Blutdruck, Herzfrequenz und Lungenfunktion.

Krafttraining

Am besten hilft eine Kombination von Ausdauer- und Krafttraining gegen überschüssige Pfunde. Unter Krafttraining versteht man ein körperliches Training, bei welchem das Hauptaugenmerk auf der Steigerung der Kraftfähigkeit und der Erhöhung der Muskelmasse liegt. Gerade in der Anfangsphase der Gewichtsreduktion ist Krafttraining der ideale Begleiter – denn Krafttraining verbrennt bereits von Anfang an zahllose Kalorien, während Sportanfänger erst einige Zeit trainieren müssen, bevor sie mit Ausdauersport viele Kalorien verlieren. Darüber hinaus verbraucht Krafttraining nicht nur während des Trainings störendes Fett, sondern auch noch in der Zeit danach, was man als Nachbrenneffekt bezeichnet. Aber Krafttraining vermag natürlich noch mehr: Nicht nur überflüssigem Fett wird der Garaus gemacht, es wird bei diesem Sport auch die Grundlage für den Muskelaufbau gelegt. Und Muskeln verbrauchen deutlich mehr Energie als anderes Körpergewebe. Weil Muskeln auch im Ruhezustand Energie verbrauchen, gilt Krafttraining als der Sport, der beim Abnehmen hilft – deshalb ist ein Training mit Gewichten und Geräten auch noch effektiver für die Fettverbrennung als reines Ausdauertraining.

Zur Autorin

Dr. Angela Raab geb. Fetzner, geboren in Bad Kissingen, ebenda auch aufgewachsen.

Studium der Pharmazie in Würzburg, anschließend Approbation zur Apothekerin.

Aufbaustudium der Pharmaziegeschichte in Marburg, Abschluss als Pharmaziehistorikerin. Dort auch Promotion zum Dr. rer. nat.

Seit 1996 bis dato Arbeit in öffentlichen Apotheken und Krankenhausapotheken in ganz Deutschland sowie der Schweiz. Daneben Seminartätigkeit im In- und Ausland.

Ein herzliches Dankeschön

...An dieser Stelle an alle meine werten Leserinnen und Leser. Wenn Ihnen mein Ratgeber gefallen hat und dieser für Sie nützlich ist, würde ich mich über eine kurze Rezension freuen. Lob, Kritik oder Anregungen können Sie mir gerne auch auf meiner Facebook-Seite bzw. meiner Homepage mitteilen:

https://www.facebook.com/AngelaFetzner

http:/www.angela-fetzner.de

Vergessen Sie dort nicht, sich für meinen Newsletter anzumelden. Dieser ist für Sie vollkommen unverbindlich. In meinen Newslettern informiere ich Sie z. B. über Neuerscheinungen zum jeweiligen Aktionspreis, über Preisreduzierungen und Gewinnspiele. In regelmäßigen Abständen informiere ich Sie auch über aktuelle Gesundheitsthemen.

Bücher von Dr. Angela Fetzner

Diese finden Sie alle auf meiner Amazon Autoren-seite sowie auf meiner Homepage.

http://www.amazon.de/Dr.-Angela-Fetzner/e/B00BHV6R08/

http:/www.angela-fetzner.de

Impressum

Autor:

Dr. Angela Fetzner

Titel:

Wünsch Dich schlank –

Mit positiven Gedanken zur Traumfigur

Verlag:

Dr. Angela Raab geb. Fetzner

Gartenstr. 10 --- 56462 Höhn

ISBN-13: 978-1537587615
ISBN-10: 1537587617
Druck: Amazon Distribution

1. gedruckte Auflage 2016

Cover-Gestaltung: Michael Raab, Höhn

Cover-Collage: © Dmytro Gilitukha

Shutterstock.com

Leseprobe - Die Kilokiller – So schmelzen die Pfunde

Vorwort

Kilokiller oder Fatburner sind buchstäblich in aller Munde und aktuell wie nie zuvor. Gut essen und dabei noch Fett verbrennen und abnehmen? Zu schön, um wahr zu sein? Gibt es tatsächlich die vielgerühmten Kilokiller oder Fatburner – also Nahrungsmittel und bestimmte Techniken, welche die Fettverbrennung ankurbeln? Was wie ein Märchen klingen mag, funktioniert tatsächlich. Denn Kilokiller aktivieren den Fettabbau und kurbeln den Stoffwechsel an – auf diese Weise verbrennt der Körper überflüssiges Fett. Die aufgezeigten Kilokiller lassen aber nicht nur die Pfunde schmelzen, sie sind obendrein gesund, helfen bei der Verdauung und entgiften und entschlacken den Körper.

Dieser Ratgeber zeigt auf, welche Lebensmittel die effektivsten Kilokiller sind – zusätzlich werden andere wirksame Prinzipien zur Fettverbrennung aufgezeigt. Die Autorin berät und informiert als promovierte Apothekerin seit zwei Jahrzehnten zahlreiche Kunden. Dabei hat sie ein ständig wachsendes Interesse ihrer Kunden an Ernährungskonzepten und Diäten aller Art festgestellt. Als unabhängige Autorin und Apothekerin fühlt sich die Verfasserin dieses Buchs nur der Gesundheit und dem Wohl der Menschen verpflichtet.

Herzlichst Ihre Apothekerin Dr. Angela Fetzner

Prolog

Kilokiller oder Fatburner sind buchstäblich in aller Munde und aktuell wie nie zuvor. Gut essen und dabei noch Fett verbrennen und abnehmen? Zu schön, um wahr zu sein? Gibt es tatsächlich die vielgerühmten Kilokiller oder Fatburner – also Nahrungsmittel und bestimmte Techniken, welche die Fettverbrennung ankurbeln? Oder gehören diesbezügliche Thesen eher ins Reich der Fantasie - ohne dass die Kilokiller tatsächlich einen Wert und eine Wirkung hätten? Was wie ein Märchen klingen mag, funktioniert tatsächlich. Denn Kilokiller aktivieren den Fettabbau und kurbeln den Stoffwechsel an und bringen so das Fett zum Schrumpfen und Schmelzen. Zu den Kilokillern gehören allerdings nicht nur bestimmten Nahrungsmittel, sondern auch Bewegung und mentale Techniken. Außer den natürlichen Kilokillern gibt es natürlich auch chemisch hergestellte Fatburner, die jedoch häufig mit gravierenden Nebenwirkungen behaftet sind und aus diesem Grunde nicht empfohlen werden können. Aus diesem Grund kommen sie in diesem Buch auch nicht zur Sprache. Die natürlichen Fatburner dagegen lassen nicht nur die Pfunde schmelzen, sondern dienen auch der Gesundheit und verbessern von daher das allgemeine Wohlbefinden. Wer regelmäßig Fatburner in den Speiseplan aufnimmt, wird also nicht nur schlanker, sondern auch fitter und leistungsfähiger. Wer abnehmen will, muss also essen – allerdings das Richtige. Währenddessen bringen Diäten oft wenig, sie führen nicht selten zum berüchtigten Jo-Jo-Effekt und infolgedessen zu noch mehr Gewichtszunahme. Wer dagegen mittels Kilokillern – welche die richtige Zusammensetzung an Vitaminen, Mineralstoffen, Spurenelementen und sekundären Pflanzeninhaltsstoffen enthalten – den Stoffwechsel in die richtige Richtung lenkt, verliert nicht nur an Gewicht und allgemeiner Trägheit, sondern gewinnt im Gegenzug mehr Energie und Lebensfreude. Natürlich vermögen Kilokiller nicht alleine, den perfekten Traumbody zu kreieren, jedoch sind diese ohne großen Aufwand in den täglichen Speiseplan zu integrieren und haben neben der fettverbrennenden Wirkung auch andere positive Wirkungen auf die Gesundheit. Kilokiller sind alltagstauglich und unkompliziert in der Anwendung, bereits mit kleinen Schritten kann man sehr viel erreichen. Weiter finden Sie in diesem Ratgeber viele praktische Tipps zu Ernährung und Bewegung. Denn sehr viele Abnehmwillige scheitern in ihrem Vorhaben nicht nur an zu reichlichem Essen, sondern auch oder gerade auch an eingefleischten Verhaltensweisen und Denkmustern, die sich im Laufe der Zeit ganz unbemerkt ins Leben eingeschlichen haben und die sich teilweise so stark verselbständigt haben, dass man diese oft gar nicht mehr bemerkt. Übergewicht ist in vielen Fällen das Ergebnis von vielen Faktoren – man darf nicht nur die Ernährung infrage stellen, sondern auch die eigenen Lebensgewohnheiten sollten auf den Prüfstand gestellt werden. So geht es in diesem Buch auch um falsche Gewohnheiten, Stress und seelische Hintergründe als Ursache von Übergewicht.

Die Autorin berät und informiert als promovierte Apothekerin seit zwei Jahrzehnten viele Kunden und begleitet auch Diäten und Ernährungsumstellungen. Dabei hat sie festgestellt, dass die meisten Diäten blind und ohne echtes Bewusstsein für die Nöte und das Leid der Betroffenen sind, Empfehlungen werden oft leichtfertig ausgesprochen. Diäten sind häufig so konzipiert, dass sie keiner wissenschaftlichen Prüfung standhalten und im besten Fall wirkungslos sind. Nicht selten sind viele Konzepte auch lediglich mehr oder minder versteckte Verkaufsstrategien von Pharmafirmen, die mittels scheinbar seriös klingenden Ratgebern ihre Produkte an die Frau/ den Mann bringen wollen. Als unabhängige Autorin und Apothekerin fühlt sich die Verfasserin dieses Buchs dagegen nur der Gesundheit und dem Wohl der Menschen verpflichtet.

Ursachen für die Entstehung von Übergewicht

Diäten machen dick

Bei jeder Diät wird dem Körper eine Art Ausnahme- und Notsituation signalisiert. Infolgedessen wird der Stoffwechsel gedrosselt und nur noch ganz wenig Energie verbrannt. Dadurch sinkt der Grundumsatz gewaltig, der Körper stellt sich darauf ein, mit weniger Energie auszukommen. Das gilt insbesondere für Crash-Diäten mit extrem reduzierter Kalorienmenge. Beendet man die Diät nach einer gewissen Zeit und ernährt sich wieder normal, schaltet der Körper sofort auf den Reservemodus um. Er zieht dann so viel Energie wie nur möglich aus der Nahrung und legt Reserven an, um für die nächste – vermeintliche - Notsituation gerüstet zu sein. Mit jeder strengen Diät, die man erneut durchführt, wird der Grundumsatz immer weiter abgesenkt. Dieses Phänomen nennt man auch Jojo-Effekt. Der Jojo-Effekt bedeutet, dass kurze Zeit nach einer Diät mit dadurch verbundener Gewichtsabnahme wieder eine Gewichtszunahme folgt – um am Ende wieder genauso viel zu wiegen wie vorher oder sogar noch mehr. Das Gewicht geht wie bei einem Jojo erst runter, dann wieder rauf. Dass die ständigen Gewichtsschwankungen am Ende gesundheitsgefährdender und schädlicher als ein konstant hohes Gewicht sind, ist nicht weiter erklärungsbedürftig. Der Jojo-Effekt ist indes einfach erklärt. Bei Nährstoffmangel, etwa bei einer kalorienreduzierten Diät, schaltet der Körper auf Sparflamme. Der Grundumsatz wird abgesenkt, um die verringerte Energiezufuhr zu kompensieren. Zum Grundumsatz gehören hierbei der ständige Um- und Aufbau der einzelnen Körperbestandteile. Zellen sterben ab und werden wieder neu gebildet, Proteine und Fette werden abgebaut und von neuem produziert. Selbst der scheinbar starre Knochen wird ständig ab- und wieder aufgebaut. Diese Vorgänge erfordern in unterschiedlichem Maß Energie. Beim Hungern werden abhängig vom Ausmaß des Hungerns einige dieser Vorgänge verlangsamt oder gar gestoppt, so dass insgesamt weniger Energie verbraucht wird. Auch die mit allen Stoffwechselvorgängen verbundene Thermogenese (Wärmeerzeugung) ist reduziert. Als Folge benötigt der Mensch nun entsprechend weniger Kalorien im täglichen Leben, der erwünschte Gewichtsverlust wird daher trotz der reduzierten Kalorienaufnahme bald abgebremst.

Ernährungsfehler

Zu viel, zu fett, zu süß, zu viel Alkohol - in knappen Worten sind die schlimmsten Ernährungsfehler auf den Punkt gebracht. So stehen im Zentrum aller Ernährungssünden, die für eine Ansammlung von Fettpolstern verantwortlich sind, vor allem Nahrungsmittel mit viel Fett und Zucker. Auch zu viel Alkohol steht dem Abbau von Gewicht im Weg. Zu den fetten Sünden gehören v. a. Fertigmahlzeiten, bei denen sehr häufig große Mengen Fett als Geschmacksträger verwendet werden, weiter Chips,

Pommes frites, Soßen, Mayonnaisen und Wurstsorten mit hohem Fettanteil. Das Fatale an dieser Art von Fett ist, dass das Fett nicht mit bloßem Auge sichtbar ist und sich von daher viele Menschen der hohen kalorischen Belastung von Fertiggerichten oft gar nicht bewusst sind. Zu den süßen Verführern gehört alles, was Süßschnäbeln schmeckt – Kuchen, Eis, Schokolade, Gebäck und Bonbons. Raffinierte Mono- und Disaccharide wie Glucose, Fructose und Saccharose - wie sie in Süßigkeiten in großer Menge enthalten sind - lassen den Blutzuckerspiegel rasant ansteigen. Infolgedessen schaltet sich die Bauchspeicheldrüse ein und schüttet vermehrt Insulin aus. Je steiler der Anstieg von Blutzucker und Insulin ausfällt, desto zügiger fallen die Werte anschließend wieder ab. Die gefürchteten Heißhungerattacken drohen. Die sogenannten schnellen Kohlenhydrate kommen aber nicht nur in Süßigkeiten vor, sondern beispielsweise auch in Weißbrot und Nudeln. Auch hier steigt nach deren Verzehr der Blutzuckerspiegel rasant an, Insulin wird in großer Menge produziert. Da Insulin aber den Fettabbau hemmt, kann sich dieses ungehindert im Körper anlagern. Vergessen darf man in diesem Zusammenhang natürlich auch nicht alle Arten von Limonaden und Säften. Diese Getränke enthalten reichlich Zucker, ohne jedoch einen nennenswerten Sättigungseffekt zu haben. Es handelt sich also um unzählige sogenannte leere Kalorien in flüssiger Form. Der Zucker wandert hierbei rasend schnell ins Blut, der Insulinspiegel steigt, dadurch wird zusätzlich der Fettabbau gehemmt, Heißhunger entsteht. Ein Teufelskreis von Aufnahme von leeren Kalorien und nachfolgendem Heißhunger entsteht. Das Gefährliche an all diesen Nahrungsmitteln ist außerdem, dass diese nicht nur besonders kalorienreich sind, sondern häufig als Zwischenmahlzeit oder als „kleines“ Extra zusätzlich zu den normalen Mahlzeiten gegessen werden. Außerdem haben die genannten Nahrungsmittel meist keine große Sättigungswirkung, so dass nach kurzer Zeit der Magen wieder knurrt.

Bewegungsmangel

Auch mangelnde Bewegung ist eine der Hauptursachen für zu viel Speck auf den Rippen. Die moderne Lebensweise ist von einem allgemeinem Bewegungsmangel geprägt: Am Arbeitsplatz sitzt man, zur Arbeit fährt man mit dem Auto, zum Büro gelangt man mit dem Aufzug. Während früher viele Strecken ganz selbstverständlich zu Fuß zurückgelegt werden mussten und viele handwerkliche Tätigkeiten selbst verrichtet werden mussten, ist dies in der modernen Zeit nicht mehr erforderlich. Doch diese vermeintlichen Erleichterungen haben auch ihre Kehrseite, nämlich einen sich immer weiter verbreitenden Bewegungsmangel. Den beruflich bedingten Bewegungsmangel könnte man durch fleißige Bewegung am Feierabend kompensieren, was man aber meist nicht tut. So stehen nach Dienstschluss nicht etwa Spaziergänge in der Natur an erster Stelle, sondern man sitzt gerne vor dem Fernsehapparat oder am Computer. Um es provokant auszudrücken: Man ist bequem und träge geworden, nur eine Minderheit der Bevölkerung kann sich überhaupt noch zu einem regelmäßigem Sportprogramm aufraffen.

Übersäuerung

Durch zu viel Stress, zu wenig Bewegung und durch übermäßigen Verzehr von säurebildenden Nahrungsmitteln kommt es zu einer schleichenden Übersäuerung des Organismus. Bei der Verstoffwechslung von säurebildenden Nahrungsmitteln entstehen große Mengen Säuren und Stoffwechselprodukte, deren Entsorgung die Regelmechanismen des Körpers überfordert. Eine chronische Übersäuerung des Organismus kann jedoch das Entstehen von Übergewicht fördern. So hat der Körper die Möglichkeit, überschüssige Säuren im Körperfett zu speichern. Bei einem Zuviel an Säure legt der Körper also bevorzugt hässliche Fettdepots an, um dort Säuren zu lagern. Außerdem können viele Stoffwechselfunktionen im sauren Milieu nicht mehr richtig ablaufen, gestörte und verlangsamte Stoffwechselfunktionen führen zwangsläufig zu Übergewicht. Eine ausführliche Besprechung der Ursachen, Folgen und der Therapie der Übersäuerung liefert der Ratgeber „Gesund und ausgeglichen durch die Säure-Basen-Balance“ von Dr. Angela Fetzner.

Positive Energiebilanz

Wird dem Körper mehr Energie zugeführt als verbraucht wird, so spricht man von einer positiven Energiebilanz. Ein Zuviel an Energie wird als Körperfett gespeichert - unabhängig davon, ob die Energie in Form von Fett oder Kohlenhydraten zugeführt wird (Eiweiß dagegen wird nur in einem sehr geringen Umfang gespeichert). Eine positive Energiebilanz ist also die Voraussetzung für die Anlagerung von Fettspeichern. Nichtsdestotrotz speichern Menschen bei gleicher Nahrungsaufnahme und Bewegung unterschiedlich viel Fett. So können manche Menschen tatsächlich essen, was sie wollen und bleiben schlank, andere Personen essen dagegen nur mäßig und werden übergewichtig. Der wichtigste Unterschied zwischen diesen Personen liegt im unterschiedlichen Grundumsatz.

Grundumsatz

Der Grundumsatz bezeichnet diejenige Energiemenge, die der Körper im Ruhezustand bei einer Indifferenztemperatur von 28 °C benötigt, um die grundlegenden Körperfunktionen aufrecht zu erhalten. Zu den grundlegenden Körperfunktionen gehören z. B. die Aufrechterhaltung der Körperwärme, die Aufrechterhaltung von Verdauung und anderen Organfunktionen, die Aufrechterhaltung geistiger Funktionen und der Wiederaufbau von sich ständig erneuernden Körperbestandteilen wie Haaren, Fingernägeln und Haut. Der größte Anteil des Grundumsatzes, etwa 60 %, wird jedoch für die körpereigene Wärmebildung verwendet. Den größten Anteil hieran haben wiederum Leber und Skelettmuskulatur mit je etwa 26 %, gefolgt vom Gehirn mit 18 %, dem Herz mit 9 % und den Nieren mit 7 %. Die restlichen 14 % entfallen auf die übrigen Organe. Der Grundumsatz beträgt bei einem 80 kg schweren Mann rund 1900 kcal, bei einer 60 kg schweren Frau immerhin noch 1300 Kilokalorien. Erstaunlicherweise verbraucht unser Körper am meisten Energie also nicht etwa für Sport oder körperliche Arbeit - sondern zur Aufrechterhaltung aller wichtigen Körperfunktionen. Der Grundumsatz ist auch abhängig vom Geschlecht, Alter, Gewicht und Größe.

Weitere Faktoren, die den Grundumsatz beeinflussen, sind u. a. die Muskelmasse, das Klima, die Wärmedämmung durch Kleidung, die Stoffwechselaktivität der inneren Organe, Hormone, Medikamente sowie der allgemeine Gesundheitszustand. Der Grundumsatz kann durch den Aufbau von Muskeln erhöht werden, da Muskeln selbst im Ruhezustand mehr Energie verbrauchen als Fett. Üppige Fettpolster senken dagegen den Grundumsatz, da die Fettschicht isolierend gegen Kälte wirkt und somit weniger Energie verbraucht wird.

Genetische Komponente

Zu einem nicht unerheblichen Anteil ist Übergewicht auch genetisch bedingt. So gibt es in der Tat Menschen, die wie die Scheunendrescher futtern können und trotzdem schlank bleiben - andere Menschen dagegen haben nicht so viel Glück und scheinen schon allein vom Betrachten von verführerischen Lebensmitteln dick zu werden. Manche Menschen nehmen also bei einer Ernährung mit hohem Fettgehalt deutlich mehr zu als andere Menschen, bei denen der Fettgehalt der Nahrung keine so große Rolle zu spielen scheint. Die Aussage vom guten und schlechten Futterverwerter ist also keine faule Ausrede übergewichtiger Menschen, sondern mittlerweile auch wissenschaftlich bewiesen. Denn die Nahrung wird je nach genetischer Ausstattung unterschiedlich verwertet, erste Studienergebnisse hierzu über die Entstehung des Übergewichts sind bereits veröffentlicht. Eine Erklärung hierfür ist, dass ein Teil der Übergewichtigen veränderte Andockstellen für Sättigungshormone besitzt, weiter kann in diesen Fällen das körpereigene Signal für Sättigung nicht mehr empfangen werden. Bei anderen Übergewichtigen wiederum ist die Wirkungsweise des für die Sättigung verantwortlichen Hormons Leptin gestört. Ein weiterer Ansatz ist, dass bei Adipositas der fein abgestimmte Regelkreis des Körperfettspeichers aus dem Lot geraten ist. So kommt es zu einer Sollwertveränderung in diesem Regelsystem, wodurch die Regulation der Energiebilanz nicht mehr gewährleistet ist. Überernährung führt also nicht bei allen Personen zu dem Gewichtszuwachs, der rein rechnerisch zu erwarten wäre. Bei manchen Menschen wird überschüssig aufgenommene Energie vielmehr in Form von Wärme abgegeben. Übergewichtige Menschen haben dagegen einen sparsamen Stoffwechsel, deshalb nennt man sie auch gute Futterverwerter oder kalte Dicke. Der Gesamtenergieumsatz kann in drei Hauptkomponenten untergliedert werden: den Ruheenergieumsatz, den thermischen Effekt der Nahrung und die Energiekosten für jede Form von körperlicher Aktivität. Jeder dieser drei Posten wird im Zusammenhang mit der Entstehung von Übergewicht diskutiert. So variiert der Ruheenergieumsatz erheblich, ein Teil dieser Variabilität ist genetisch veranlagt. Man darf aber nun freilich nicht zu dem Trugschluss gelangen, dass man sich mit den überflüssigen Kilos abfinden muss, da diese sozusagen schicksalhafte und unausweichliche Konsequenzen einer ungünstigen genetischen Veranlagung sind – vor der es kein Entrinnen gibt. Denn jeder kann unabhängig von seinem persönlichen Grundumsatz sehr viel tun, um Übergewicht keine Chance zu geben bzw. um überflüssige Pfunde wirksam und nachhaltig abzubauen.

Body-Mass-Index (BMI)

Die am häufigsten verwendete Maßzahl für die Bewertung des Körpergewichts eines Menschen in Relation zu seiner Körpergröße ist aktuell der Body-Mass-Index (BMI). Zur Berechnung des BMI wird die Körper-Masse auf das Quadrat der Körpergröße bezogen. Der BMI ist jedoch lediglich ein grober Richtwert, da er weder die Statur noch die individuelle Zusammensetzung der Körpermasse aus Fett- und Muskelgewebe berücksichtigt. So hat zum Beispiel ein Bodybuilder einen sehr geringen Körperfettanteil, aber aufgrund seiner hohen Muskelmasse unter Umständen einen BMI von deutlich über 25. Unabhängig davon wird das Normalgewicht definiert mit einem BMI zwischen 18,5 und 25,5. Eine Adipositas liegt nach Definition der WHO ab einem Körpermasseindex (BMI) von 30 kg/m^2 vor, wobei drei Schweregrade unterschieden werden, zu deren Abgrenzung ebenfalls der BMI herangezogen wird. Das Idealgewicht ist dagegen das Körpergewicht, bei welchem - in Abhängigkeit von

Körpergröße, Geschlecht und Schwere des Knochenbaus - die höchste Lebenserwartung erzielt wird.

Der Bauchumfang: Das Maßband ist wichtiger als die Waage

Seit Neuestem wird nicht nur das Körpergewicht, sondern vermehrt der reine Bauchumfang - unabhängig von der Körpergröße - als Indikator für Übergewicht herangezogen. Der Bauchumfang bezeichnet den in der Mitte zwischen dem unteren Rippenbogen und der Oberkante des Hüftknochens gemessene Körperumfang. Ein erhöhter Bauchumfang - bei Frauen über 80 cm, bei Männern über 94 cm – ist nicht nur ein Zeichen für Übergewicht, sondern gilt unabhängig davon auch als wichtiger Risikofaktor für das Auftreten von gefährlichen Krankheiten wie Koronare Herzkrankheit, Schlaganfall und Diabetes mellitus Typ 2. Bei einem Bauchumfang von über 88 cm bei Frauen und bei über 102 cm bei Männern besteht gar ein deutlich erhöhtes Risiko für die vorgenannten Krankheitsbilder. Obwohl Alter, Körpergröße und andere individuell unterschiedliche Parameter nicht in die Berechnung mit einbezogen werden, erlaubt der Bauchumfang eine orientierende Abschätzung des Risikos durch Übergewicht.

Taille-Hüfte-Verhältnis

Das Taille-Hüfte-Verhältnis (Waist-to-Hip-Ratio) bezieht außer dem Taillenumfang auch den Umfang der Hüfte in die Berechnung mit ein. Dadurch ist eine Beurteilung möglich, ob es sich bei vorliegendem Bauchfett um inneres oder äußeres Bauchfett handelt, denn bei einem hohen Anteil von äußerem Bauchfett liegt zumeist auch ein großer Hüftumfang vor. Wenn dagegen der Taillenumfang im Verhältnis zum Hüftumfang groß ist, dann liegt vermehrt inneres Bauchfett vor. Das Taille-Hüfte-Verhältnis sollte bei Männern kleiner als 1,0 und bei Frauen kleiner als 0,85 sein. Im Übrigen gilt ein Verhältnis von 0,7 für eine Frauenfigur perfekt.

Hinweis

Bezüglich der im Folgenden gemachten Ausführungen darf der Leser darauf vertrauen, dass die Autorin große Sorgfalt darauf verwendet hat, dass die Angaben in diesem Buch dem neuesten Stand der Wissenschaft entsprechen. Nichtsdestotrotz kann die Autorin für die gemachten Angaben und Empfehlungen keinerlei Verantwortung und Gewähr übernehmen. Die Einnahme der in diesem Buch empfohlenen Nahrungsmittel und die Durchführung der beschriebenen Bewegung und Anwendungen erfolgen auf eigene Gefahr des Benutzers. Die Autorin übernimmt keine Haftung für Personen-, Sach- und Vermögensschäden aufgrund der Durchführung der hier erteilten Ratschläge. Auch betreffend der in diesem Buch angegebenen und empfohlenen Dosierungen darf der Leser darauf vertrauen, dass die Autorin große Sorgfalt darauf verwendet hat, dass diese Angaben dem neuesten Stand der Wissenschaft entsprechen. Nichtsdestotrotz kann die Autorin für Angaben über Dosierungsanweisungen keine Gewähr übernehmen. Jede Dosierung erfolgt auf eigene Gefahr des Benutzers.

Zeit lassen beim Abnehmen - nichts übers Knie brechen

Wie oft liest man in unseriösen Werbeanzeigen oder Ratgebern Schlagworte wie „10 kg in 10 Tagen“ sowie weiter ähnliche Versprechen, die nicht glaubhaft sind, aber denen man gerne Glauben schenken möchte? Von „einfach abnehmen“, „schnell abnehmen“ und gar „abnehmen im Schlaf“ ist die Rede - die Anzahl solcher Versprechen ist gar nicht mehr zu zählen, in fast jeder Zeitschrift sind diese zu finden. Aber so wie Ihre Speckpolster nicht über Nacht entstanden sind, so schnell werden Sie diese auch nicht wieder los. Eile mit Weile, heißt hier also die Devise. Rom ist schließlich auch nicht an einem Tag erbaut worden. Radikale Diäten und den kompletten Wegfall von alten Verhaltensmustern hält meist niemand lange aus, deshalb gilt es, lieber eine langsame und sinnvolle Umstellung der Ernährung vorzunehmen. Je schneller man abnehmen möchte und je eiliger man es dabei hat, desto unwahrscheinlicher ist ein dauerhafter Erfolg – ja, der Rückfall in alte Muster ist geradezu vorprogrammiert und damit auch die Rückkehr der Fettposter und der überflüssigen Kilos. Warum ist das so? Will man schnell abnehmen, und isst entsprechend wenig, senkt der Körper als Gegenmaßnahme sofort den Grundumsatz, um das liebgewonnene und scheinbar nützliche Fett zu behalten. Das ist insofern eine vermeintlich sinnvolle Einrichtung unseres Körpers, da dieser von Natur aus darauf eingerichtet ist, mit Hungersnöten klarzukommen und trotzdem nicht zu verhungern. Ihr Körper wird also versuchen, die Fettspeicher so lange wie möglich zu behalten und zu speichern, da er nicht weiß, wann ihm das nächste Mal wieder Kalorien zugeführt werden – denn Ihr Körper hat die Eigenschaft, sich vor schnellem Abnehmen zu schützen, um in Notzeiten zu überleben. Wenn man dem Körper aber erheblich weniger Nahrung zufügt als er verbraucht, kommt es nach etwa drei Tagen zum sogenannten Hungerstoffwechsel. Während der Hungerszeit kommt es zu einer Anpassung (Adaption) des Körpers an den Mangel. Der Grundumsatz wird gesenkt und das Stoffwechselgeschehen verlangsamt, außerdem werden die inneren Organe in einen Sparmodus versetzt, so dass diese nicht mehr optimal arbeiten können. Der Stoffwechsel kann sich um sage und schreibe 50 % reduzieren. Und schon sitzen wir in der Fett-Falle, aus der es scheinbar kein Entrinnen gibt. Denn zum Abbau von Fettpolstern kommt es bei schnellen und unkontrollierten Blitzdiäten nur in sehr geringem Maße, zunächst verliert der Körper in der Regel hauptsächlich Wasser sowie kurzfristig verfügbare Energie aus Muskelzellen. Der Verlust von Muskelmasse ist beim Abnehmen jedoch fatal, da mit dem Verlust an Muskelmasse auch wiederum der Grundumsatz sinkt. Außerdem werden im Rahmen von Radikaldiäten große Mengen an Stresshormonen freigesetzt, was einer weiteren Gewichtszunahme Vorschub leistet. Ein weiterer Nachteil einer schnellen Gewichtsabnahme ist, dass der erniedrigte Grundumsatz auch nach dem Ende der Diät für geraume Zeit bestehen bleibt. Werden nach einer Diät die alten Ernährungsgewohnheiten also wieder aufgenommen, hat das im Regelfall aufgrund der beeinträchtigten Leistungsfähigkeit und des geringen Grundumsatzes eine stark beschleunigte Gewichtszunahme zur Folge. Außerdem drängt das Appetitzentrum auf möglichst große Essmengen, sobald die Diät (die dem Körper eine Hungersnot vorspielt) vorbei ist. Die Abnehmmission ist also vorerst gescheitert. Abhängig vom Verlust an Muskelmasse, der Stärke der Veränderung der Ernährungsgewohnheiten und der Schnelle der Durchführung der Diät kann die Gewichtszunahme sehr schnell erfolgen.

Trauriges Resultat ist also, dass man die mühsam verlorenen Pfunde ganz schnell wieder auf den

Rippen hat. Die gute alte FDH (Friss die Hälfte)-Diät hat also längst ausgedient. Wer dauerhaft erfolgreich abnehmen will, sollte also auf jeden Fall langsam abnehmen. Gut Ding will Weile haben, lautet hier die Devise. Gleichzeitig kann nur eine nachhaltige Änderung der Ernährungs- und Lebensgewohnheiten langfristig zum Erfolg führen – was auch am besten Schritt für Schritt zu bewerkstelligen ist.

Die wichtigsten Regeln für gesundes Abnehmen

- Als gesundes Tempo zum Abnehmen gilt maximal 1-2 Pfund/Woche Gewichtsabnahme.
- Wenn man mehr als 2 kg pro Monat abnimmt, besteht eine erhöhte Gefahr für den unliebsamen Jojo-Effekt.

- Reduzieren Sie die Energiezufuhr in der Abnehmphase um höchstens 500 Kilokalorien pro Tag.

- Treiben Sie regelmäßig Sport.

- Stellen Sie Ihre Ernährungsgewohnheiten langsam, aber nachhaltig um.

Ernährungsumstellung statt Diät

Wie wir bereits gelesen haben, sollte man – wenn man einen langfristigen Erfolg beim Abnehmen verbuchen möchte – die Finger von Diäten und falschen Versprechen lassen. Stattdessen ist eine langfristige und langsame Ernährungsumstellung angesagt. Doch genau diese Vorstellung behagt vielen Menschen nicht. Für immer auf leckere Lieblingsspeisen verzichten, sich ständig kasteien, nur noch Gedünstetes und Fades auf dem Tisch? Eis und Schokolade werden für alle Zeiten verbannt, Kuchentafeln abgesagt, stattdessen rohe Mohrrüben geknabbert? Jede Lebensqualität geht nun also endgültig zum Teufel? Nein, darum geht es nicht. Denn bei einer Ernährungsumstellung sollte man auf nichts dauerhaft verzichten müssen. Oder mit anderen Worten: Verbote sind verboten. Denn rigide Verbote führen auf Dauer nur zu Frust und ständigen Gedanken an die Lieblingsspeisen. Und irgendwann kommt ganz zwangsläufig der Tag, an dem man rückfällig wird, gute Vorsätze links liegen lässt, und man sich buchstäblich auf die so lange entbehrten Speisen stürzt. Der Heißhunger lässt sich dann nicht mehr länger unterdrücken, denn unser Gehirn hat uns ein Schnäppchen geschlagen. Und genau diesen Umstand wollen und müssen wir verhindern. Deshalb sollen unsere geliebten süßen Sünden und fette Naschereien nach wie vor zu unserem Speiseplan gehören – wahre Kalorienbomben sollten allerdings nach und nach eine Besonderheit und Ausnahme werden und nicht täglich unseren Speiseplan „bereichern". Überhaupt ist gerade die langsame Umstellung des Speiseplans am leichtesten und am wirkungsvollsten zu bewerkstelligen, nach und nach sollten schlechte Ernährungsgewohnheiten abgelegt und stattdessen gesunde Nahrungsmittel mit in den Speiseplan aufgenommen werden. Denn man hat erkannt, dass es eher kontraproduktiv und auf Dauer nicht durchführbar ist, die jeweiligen Ernährungsgewohnheiten um 360 Grad umzukrempeln – man muss vielmehr jeden Menschen dort abholen, wo er gerade steht und in kleinen Schritten versuchen, aus dem alten Trott einen neuen zu machen. Und da der Mensch ein Gewohnheitstier ist und auch Essensgewohnheiten und Geschmack trainiert werden können, ist alles nur eine Frage der Zeit. Natürlich muss man bei all diesen Prinzipien und Grundsätzen auch auf individuelle Konzepte setzen. Denn nicht alle Menschen sind gleich und können deshalb auch nicht nach dem gleichen Muster „umerzogen" werden. Damit man die neue Lebensweise dauerhaft durchhält, sollte sie zu den persönlichen Vorlieben und zu den Lebensbedingungen der einzelnen Person passen.